兰州交通大学“青蓝”人才工程基金项目资助

安全·健康饮用水

刘斐文　严子春　编著

中国环境科学出版社·北京

图书在版编目（CIP）数据

安全·健康饮用水/刘斐文，严子春编著. —北京：中国环境科学出版社，2007.10（2011.10 重印）
ISBN 978-7-80209-645-5

Ⅰ. 安… Ⅱ. ①刘… ②严… Ⅲ. 饮用水—影响—健康—研究 Ⅳ. R123

中国版本图书馆 CIP 数据核字（2007）第 160332 号

责任编辑 丁 枚 连 斌
责任校对 扣志红
封面设计 龙文视觉

出版发行 中国环境科学出版社
（100062 北京崇文区广渠门内大街 16 号）
网 址：http://www.cesp.cn
联系电话：010-67112765（总编室）
发行热线：010-67125803
印 刷 北京东海印刷有限公司
经 销 各地新华书店经销
版 次 2007 年 10 月第一版
印 次 2011 年 10 月第五次印刷
开 本 880×1230 1/32
印 张 4.5
字 数 120 千字
定 价 15.00 元

前言

人类生活的环境可分为自然环境和社会环境两部分。自然环境包括岩石、土壤、河流、湖泊、森林、空气等；社会环境包括工作生活的建筑物、交通工具、文化活动场所等。人类通过改造自然环境，创造了人类的社会文明。然而，地球上任何自然环境较大的人为改变，都有可能给人类的生存带来某些不良的后果。尤其是近代物质文明建设使人类的自然环境和社会环境都发生了深刻而巨大的变化。

这些自然环境的变化主要表现在高比例的水源污染、大面积的天然森林减少、冰川消融、臭氧层破坏、城市空气质量变差等许多方面。其中水环境的恶化是相当突出的，它不仅严重地影响了人类的健康，同时也严重地影响了其他生物物种的存在。

水是生命的源泉；水是人类文明的摇篮；水是人类生存和发展必不可少的物质。但是，由于人类的活动，严重地破坏了地球水环境，导致各类水体的水质不断恶化。今天地球上已经很难找到不经处理就可以饮用的水了。饮水的安全与卫生对人体健康的影响已引起人们的普遍关注。

笔者根据多年水处理科研经验和对局部水环境的调研，深感饮用水在水源保护、管理、执法以及饮用水商品等方面存在着严重问题。为此参考有关资料编写了本书，奉献给广大读者。

本书主要讨论什么样的水才是安全的？健康的饮用水及其相应的保证措施。第一，饮用水不应含有对人体健康有害的物质；第二，饮用水中最好还含有对人体生理过程和健康有益的成分；第三，健康饮用水需要可靠的技术措施作保障；第四，水是人们日常的生活消费品，消费者对水的情况应有知情权。

本书特别关注水厂的出水水质，因为被污染的不良水会给人体带入损害健康的有毒物；同时，还简要介绍了人体内的需水和水代谢，即使优质的水，若饮量不足，也会使体内因缺水而代谢紊乱。

本书内容主要依据有关的法规和标准；同时编进了许多学者关于饮水与健康关系的研究成果；还参考了互联网上有关资料；笔者亦提出了一些看法和建议，特别是对健康饮用水的认识和水市场透明度问题。希望引起重视和讨论，不当之处，诚请读者指正。

本书在编写中得到同行王萍教授、张淑英教授的帮助，得到刘恩芝教授在水质卫生方面提出的许多宝贵意见。还得到兰州交通大学“青蓝”人才工程基金项目（QL-05-05A）的资助，在此致以衷心的感谢。

目 录

第1章 水与人体健康

人体在新陈代谢过程中，不断与周围环境进行着物质和能量的交换，水是其中最重要的交换物质之一，发挥着其他物质不可替代的作用。水的质量直接影响着人类的健康。

一、水在人体内的生理功能

1. 水是人体内物质运动和代谢的介质

氧气、水、食物三者是人在每天正常生活中需要摄取的物质。这些物质在人体内进行复杂的生化反应，完成人体中新陈代谢过程。代谢过程包括各种特殊的物质交换，此过程中水是不可缺少的介质。水是人体各种营养物质的载体，肠道吸收的食物消化产物由水输送到人体各个组织，产生的废物也由水带出体外。水作为介质使血液、淋巴液在体内循环。人体内水分不足，将引起体液输送能力下降，唾液分泌减少，影响食欲和消化。

2. 水是人体组织、细胞和体液的主要组成部分

人体由25%的固形物和75%的液态物（水约占65%）组成。人体的各部分均含有水。人体血液中水占91%～92%，脑组织中水占70%～85%，肌肉中水占70%～80%，骨中水占44%～50%。

水在人体内的含量随年龄而变化：婴儿体内水占80%～90%，成人体内水占60%～70%，老年人体内水约占50%。可见，随着人的衰老，体内的水分不断减少，因而，老年人更要注意水分的补充。

人体衰老，体内水分将减少；同时，水分的不足也会加速衰老。人体内水分缺乏还会导致体液失衡、血液的浓度增高和pH降低。pH降低会影响正常代谢，还会引起许多疾病。

3. 水参与人体新陈代谢的生化过程

人体内的一系列生理生化过程都必须有水参与，如食物在人体内消化、吸收、进一步代谢及代谢废物的排泄过程。淀粉水解为葡萄糖、蛋白质水解为氨基酸都是水参与生化过程的例子。

4. 水可以发散余热、调节体温

人体的生化反应会产生能量，但是人体不能有过多能量蓄积。人体需保持一定的温度，但温度过高会破坏体内的有关平衡。因此人体通过出汗发散余热，可使体内保持适宜的温度。

5. 水可以润滑体内关节和血管

人体关节需要经常活动，如果没有水的润滑作用，关节的活动将会受到限制。人体内脏器官的细胞和血管若得不到水的润滑，物质就不能顺利通过。

综上所述，水是生命过程中人体正常代谢的必需物质，同时它也是人体不可缺少的营养物质。

人们习惯上将糖、脂肪、蛋白质、维生素和某些矿物质视为营养物质。传统的营养学研究中注意的物质仅占人体的 35%，而忽略了占人体 65%的液态水。另外，从人体中元素正常含量的角度来看，氧元素占体重的 65.0%，碳元素占 18.0%，氢元素占 10.0%，氮占 3.0%，钙占 1.3%，磷占 1.0%。以上六种元素占人体重量的 98.5%，其中氧、氢合占 75.0%。人体中的氢、氧元素主要以水（H_2O）的形式存在，而其余少部分则存在于脂肪、蛋白质等化合物分子中。

水活跃在人体的各组织中，充当着重要的角色。水与人体的代谢、免疫、衰老都有着密切的关系，人们对其“营养价值”要有充分的认识。我们不仅关心人体正常的需水量，也要关心水的质量。近年来，人们加强了水与健康关系的研究，对液态水的结构、水的特殊理化性质都有了不少新的认识，更加重视水的质量，从而推动了制水技术的发展。

二、水的特殊理化性质

现代生活更加强调人对水质的要求。水科学中认为“水质”是水和水中杂质性质的综合表现。人们对水中有害杂质和有益元素对人体的影响的认识越来越深刻，但是对于水本身的结构和作用与健康关系的认识还仅仅是开始。关于水中有害杂质在后面章节中将作详细讨论，本节只介绍水的特殊理化性质和作用。

1. 水具有极强的溶解力

水分子是一种极性分子，它对无机物和极性有机物有良好的溶解作用。溶解状态下的物质可以在人体内顺利的输送，在相应的组织中进行代谢。

水还能溶解血管壁上沉积的杂物，使血管恢复弹性，对预防动脉硬化起到一定作用。

人服用的药物经水充分溶解，才能被吸收而发挥疗效。

2. 水具有强的渗透力

水分子通过与人体内其他分子的相互作用，可以渗入人体组织及细胞，这样可以带进养分、排出废物，实现体内新陈代谢。

3. 水具有强的扩散作用

人的体液内的各种物质均有一定的平衡浓度，浓度过大或过小，均会使身体不适。水在体内的扩散可以调整溶解物的浓度。

4. 水分子具有缔合作用

人们对于水的液体结构至今还所知甚少，不过，有一点是可以肯定：液体水中的水分子缔合为大小不等的小集团。这一特性可以表示为：

$$nH_2O = (H_2O)_n$$

式中：n——缔合度。

近年来，有些研究表明缔合度不同的水分子集团具有不同的能量和不同的稳定性，在营养价值和生理功能上也有所不同。一般认为缔合度小的水分子集团容易扩散、渗透。同时，有些研究显示优质水的核磁共振谱共振幅窄，不宜饮用的水共振幅宽；缔合度小的水，核磁共振幅窄。为此，不少水的研究者在设法降低水的缔合度。

三、人体需水量

人体的体液包括血浆、组织间液和细胞内液。体液的主要物质是水和电解质。正常情况下，体液处于平衡状态，包括渗透压平衡、阴阳离子平衡、酸碱平衡和进出量平衡。在处于平衡状态的体液中，相关物质的浓度稳定，pH 稳定，体液量也恒定。

水是体液的重要物质，它在人体内的量，要保持相对衡定。缺水、饮水过多都会破坏体液平衡，导致人体出现不适的感觉，甚至引发某些疾病，如脱水、水肿、水中毒。满足每天正常的需水量，是保证身体健康的一个重要方面。炎热夏季，人们容易口渴。有的人等到口渴才想起喝水，有的人不喝水则已，一喝水就猛灌。这种做法后患无穷，严重时甚至可造成“水中毒”。人在大量出汗后，不仅丢失了水分，也丢失了不少盐分，如果短时间内骤然大量饮水，血液中的盐分就会减少，吸水能力随之降低，一些水分就会很快被渗透到组织细胞内，细胞肿胀，从而发生“水中毒”，可出现头痛、呕吐、疲乏、嗜睡、呼吸及心率减慢甚至昏迷、抽搐等。

人体内水的流失一般经过以下几个过程。皮肤每日失水量：因调节体温而失去水分，成人每天 300～600 毫升。肺每日失水量：在气体交换的过程中不断失去水分，成人每天 200～400 毫升。通过胃肠道成人每天损失水 100～200 毫升。肾是通过排尿排出水分，成人每天 1 500～2 000 毫升。在正常情况下成人每天损失水约 2 700 毫升。为了补充上述过程造成的水损失，每天必须摄入等量的水以保持体内平衡。水的补充通常有三个来源：饮用水或者饮料（成人每天 1 200 毫升）、食物所含水（成人每天 1 000 毫升）、代谢产生的水（成人每天 300 毫升）。由此看出，水的补充主要靠饮入的水。以上数值为成人平均量，实际上人体需水量随人的年龄、体重、运动量、习惯、代谢以及气候等不同而有差别。例如，在炎热条件下从事重体力劳动的成人，每昼夜需水可达 8～10 升或更高。一般运动量的人群较为适宜的用水量为每天 30 毫升/千克（即 60 千克体重每日约 1 800 毫升），但婴幼儿的需水量如按每千克体重计，可超出成人数倍。

喝水的时间不宜集中，可分作几个时段来饮用。可以在饭前半小时饮水，这样可以防止血液因进食而变稠，黏稠的血液会吸收细胞周围的水分。当人体水量充足时，血液保持适宜的黏稠度，关节、肌肉获得“润滑剂”，人体各系统正常工作；当水量不足时，体内水的自动调节会侵害一些组织和器官，产生疼痛的感觉。口渴是缺水的外在表现之一。根据医学上的观察，人失去体重 5%的水就会口渴、恶心；失去体重 10%的水就会眩晕、头痛、缺少唾液以至行走困难；失去体重 20%的水时会导致死亡。

四、人体缺水症

美国学者巴特曼在《水是最好的药》一书中通过大量实例详细地讲述了缺水对人体健康的危害。

对于现代社会的人们，不仅要了解自来水厂的水质，还要了解水在人体内的运行和作用。“口渴”是人体干旱管理系统发出的缺水信号，表明此时人体的水代谢已不平衡。许多疾病是由于缺水引起人体水代谢紊乱引发的。

缺水有许多症状，如腰疼痛、颈椎疼痛、消化道溃疡、血压升高、哮喘、非依赖性糖尿病。慢性脱水症是多种人体衰退性疾病的根源。随着年龄的增大，人对的水的需求感减弱，不知不觉患上这些疾病。缺水引起的疾病用药物去治疗会造成大错。适宜的治疗方法是向体内供水，水是天然的保健良药。但不能简单地以茶或饮料代替，由于其中存在引起脱水的成分。

不要只把口渴作为人体缺水的唯一信号，如身体的哪个部位缺水，哪个部位就可能发生慢性疼痛。慢性疼痛包括消化不良疼痛、风湿性关节疼痛、心绞痛、腰部疼痛、行走时腿部疼痛、偏头痛、肠炎疼痛等。发生这些疼痛时，先考虑它是否是缺水的反应，再考虑如何进行治疗。缺水引起的疼痛如果用镇痛剂治疗，不仅会发展为持久性脱水，还会危及生命，而通过调整用水量可治疗上述疼痛。

（1）如果体内水分不足，会使消化过程不顺畅，导致消化不良，可在各种人群中引起疼痛，甚至可能发展为十二指肠溃疡。这种因缺水引起的疼痛被有些人误为消化不良，用药物治疗，反而延误或加重了病情。巴特曼博士用水就治好了 3 000 多个消化不良疼痛症患者。

（2）缺水还会引起肠炎性疼痛，它往往由大便不畅等造成。补充足量的水使大便顺畅，疼痛会消失。

（3）风湿性关节疼痛是由于关节的软骨表面缺水。正常人关节的软骨含水量很高，水起着润滑作用。水量充足时，摩擦损伤率最低，而在缺水时磨损增加。增加用水量，流进关节的血液得到稀释，软骨得到足够的水，关节疼痛会减轻或消失。

（4）腰疼也是常见症状。人体的椎间盘核里也储存着水，除了在椎间关节处起润滑作用外，它还支撑着人的上半身大部分重量。做各种腰椎运动，需摄入一定量的水才可防止腰疼。

（5）头的重量能把颈椎间盘的水挤出去，如果头部和颈部充分运动，就可以将等量的水再吸回来，颈椎得到润滑，从而可以防止颈椎病。

（6）原发性高血压是身体因为水量不足进行自我调节的结果，因为当血液流量减少时，主要血管的孔径就会收缩。

当饮水量不能满足身体的需求时，一部分细胞会脱水，让水进入血液循环系统。血流量由全身毛细管床的活跃程度决定。毛细管床有选择地关闭，就是因为身体缺水。毛细管床处于闭合状态，会阻碍血液的循环，只有增加血液循环的压力才能保障血液在系统中畅通无阻。水是天然的利尿剂，高血压患者为了排尿充分，应增加饮水量。

（7）人体内胆固醇过多，不一定是吃含胆固醇过多的食物引起的，也可能是由于身体缺水。吃饭前补充必要的水就可抗击胆固醇形成。

（8）增加饮水可以缓解成年人的哮喘病和过敏症。浓稠的血液进入肺部后，肺部会自动产生组胺，组胺会使支气管收缩。补水和补盐最好同时进行，盐可以防止组胺过量生成。

（9）脱水状态下胰岛素的分泌会受到抑制，将会引发非胰岛素依赖性糖尿病。持续缺水和氨基酸代谢紊乱、精神压抑等致使胰脏细胞损坏时，还会引起胰岛素依赖性糖尿病。

人体缺水会引起相应组织脱水，脱水正是许多疾病的病因。慢性脱水会有不同的外在症状，早期的差异较大。在使用药物前，先补充水是更为科学的。

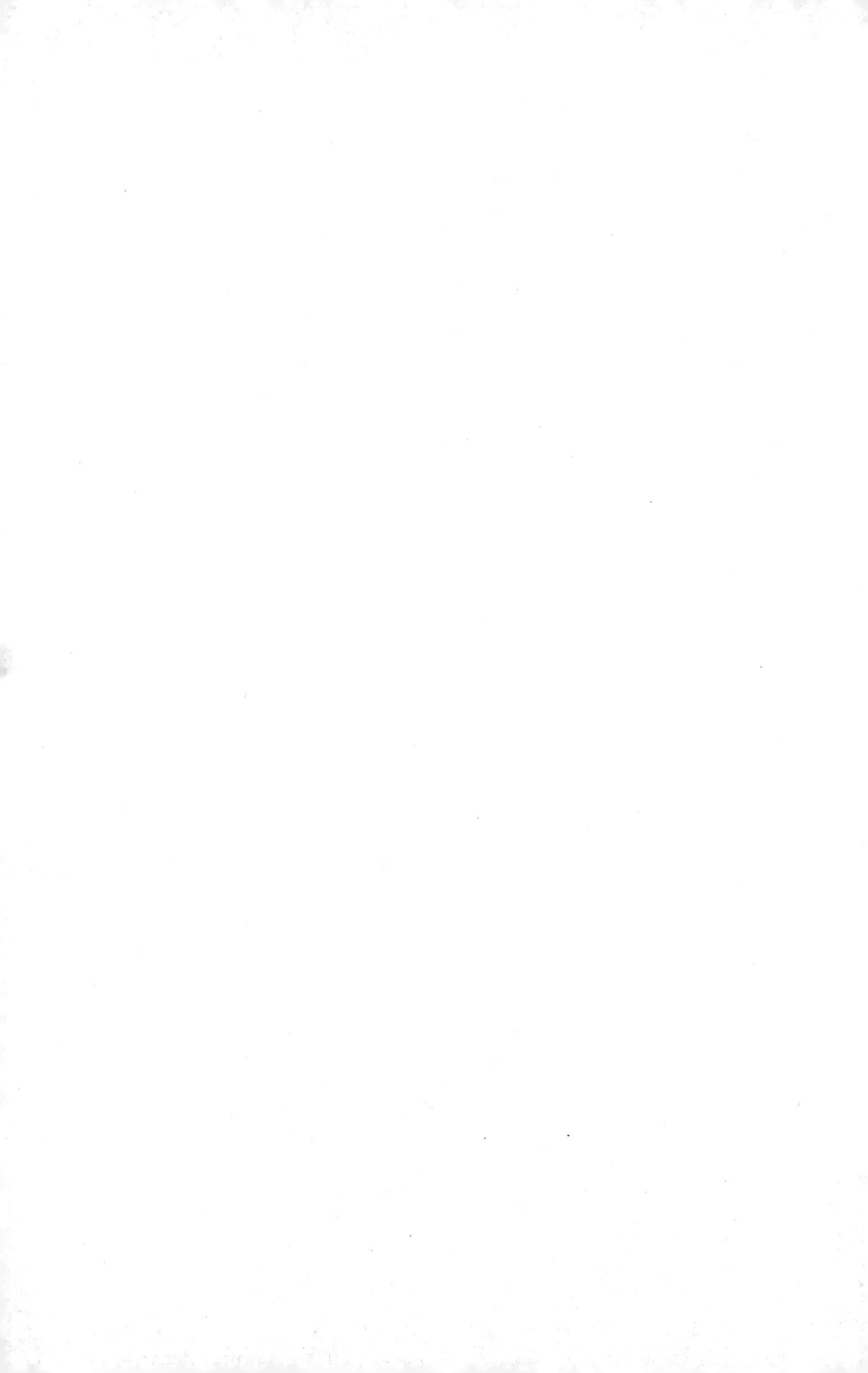

第2章 我国饮用水水源现状

饮用水水源包括地表水和地下水。江河湖泊的水为地表水，是主要的水源；地下水是分布于不同的岩层和地质构造中的水。两种水的水质有所差别，地下水一般含有较多的矿物质，而地表水的成分则与污染轻重密切相关。水源水质的优劣直接影响着饮用水的质量。

一、饮用水水源污染严重

我国的长江、黄河、淮河、辽河、海河、松花江、珠江等这些奔腾不息的江河为华夏亿万人民提供了生存、发展的水源。但是，随着近代工业的发展和化学品在生活和工农业生产上的应用，不少地方水源水质有了很大的改变。严重的污染破坏了水体原有的生态系统，使水体的生物遭到灭顶之灾，而这样的水已经不适合生命的需要，更不适合人们饮用了。现今人们饮用的水是经过处理的，但是处理不当的水也会引发疾病。

近年来，我国公开报道过的一些河流污染事件，说明了水体污染的现实严重性。

- ❖ 2004年8月，包头黄河段上游发生污染，水中高锰酸盐指数、氨氮、汞均超标，包头市民饮水出现困难，有些地方不得不用车运送地下水。包头市民遭受了上游排污之苦，然而，不幸的是包头市的化工厂、造纸厂和稀土材料厂也不断地向下游排放废水。
- ❖ 2005年11月13日，中石油吉林石化分公司双苯厂发生爆炸，导致松花江发生重大环境污染事件。期间，哈尔滨市全市停止供水4天，400万市民争相储备生活用水，各超市内的水和饮料被抢购一空。黑龙江省紧急启动供水停水安全保障应急方案，以解决人们的饮用水安全问题。

❖ 2006 年 9 月 8 日，湖南省岳阳县城饮用水源地新墙河发生水污染事件，砷超标 10 倍左右，8 万居民的饮用水安全受到威胁。国家环保总局派工作组赶赴现场，与省政府密切配合进行防控，采取消防车运水措施解决居民吃水问题。按照通常防控方法，从上游大量调水进行稀释降解，但在两日内，新墙河水源取水口砷浓度仍居高不下。经进一步核查，发现上游大量调水冲刷后，将新墙河河床底泥中存积多年的砷污染物释放出来。直至 9 月 13 日 10 时，新墙河水源取水口砷浓度仍超标 2.3 倍。

❖ 自 2007 年 5 月 29 日起，太湖蓝藻集中暴发导致无锡部分地区自来水发臭，无法正常饮用。随后，无锡市城区超市的各种瓶装、桶装的纯净水被抢购一空，不少市民开始大量购买其他品种的饮料。继无锡太湖之后，6 月 11 日安徽巢湖蓝藻也开始暴发。这次蓝藻肆虐的直接原因是污染造成的水体富营养化，外加适宜的水温，为蓝藻生长提供了有利条件。

据建设部提供的信息，1997 年全国建制城市污水总量大约为 351 亿立方米，每年集中处理量仅为 13.4%，未经处理的水直接排放，已有 90%的城市水源遭受污染，城区附近水环境严重恶化。预计到 2010 年污水排放量将增加到 640 亿立方米，大约为 1997 年污水排放量的 1.8 倍。

2005 年中国环境状况公报显示，珠江、长江水质较好，辽河、淮河、黄河、松花江水质较差，海河污染严重。河流型水源主要污染指标为大肠菌群；湖库型水源主要污染指标为总氮。主要城市和平原地区的地下水水质状况相对稳定，但局部地区有继续恶化的趋势。监测表明，地下水污染存在加重趋势的城市有 21 个，主要分布在西北、东北和东南地区。如我国兰州附近有水质优良的地下水，被称为地下天然水库。它为兰州市 15%的居民提供了饮用水。然而，这个天然水库，由于水源地种植农作物，施用化肥、农药，堆放垃圾等造成不同程度的面源污染，有些机井因不能提供可以饮用的地下水而停用。

二、农村饮水安全问题

农村饮用水问题是新农村建设的主要问题之一。

2004 年水利部、卫生部制订的《农村饮用水安全卫生评价指标体系》中，农村饮用水安全卫生评价指标体系分安全和基本安全两个档次，由水质、水量、方便程度和保证率四项指标组成。四项指标中只要有一项低于安全或基本安全最低值，就不能定为饮用水安全或基本安全。

水量：每人每天可获得的水量不低于 40～60 升为安全；不低于 20～40 升为基本安全。根据气候特点、地形、水资源条件和生活习惯，将全国分为五个类型区，不同地区的具体水量标准可参照表 2-1。

表 2-1　不同地区农村生活饮用水量安全和基本安全标准

分　区	一区	二区	三区	四区	五区
饮水安全/[升/（人·天）]	40	45	50	55	60
饮水基本安全/[升/（人·天）]	20	25	30	35	40

注：一区包括新疆，西藏，青海，甘肃，宁夏，内蒙古西北部，陕西、山西黄土高原丘陵沟壑区，四川西部。

二区包括黑龙江，吉林，辽宁，内蒙古西北部以外地区，河北北部。

三区包括北京，天津，山东，河南，河北北部以外地区，陕西关中平原地区，山西黄土高原丘陵沟壑区以外地区，安徽、江苏北部。

四区包括重庆，贵州，云南南部以外地区，四川西部以外地区，广西西北部，湖北、湖南西部山区，陕西南部。

五区包括上海，浙江，福建，江西，广东，海南，安徽、江苏北部以外地区，广西西北部以外地区，湖北、湖南西部山区以外地区，云南南部。

本表不含港澳台地区。

方便程度：人力取水往返时间不超过 10 分钟为安全；取水

往返时间不超过20分钟为基本安全。

保证率：供水保证率不低于95%为安全；不低于90%为基本安全。

根据新颁布的《生活饮用水卫生标准》(GB 5749—2006)，农村生活饮用水水质符合国家标准要求为安全，农村小型集中式供水和分散式供水部分水质指标及限值要符合本书第三章表3-4中的要求。

1. 农村饮水安全面临的主要问题

农村饮水安全受制于水资源量和质两个方面。

目前，我国农村安全饮水发展水平与中等发达国家相比存在明显差距。据有关资料介绍，世界上中等发达国家农村安全饮水普及率为70%以上，发达国家在90%以上。我国的安全饮水普及率水平大致为东部70%，中部40%，西部不到40%。

农村饮用水主要来源于大自然的泉水、井水等，基本上不采取什么净化措施就直接饮用或烧开饮用。2005年，水利部、国家发改委、卫生部联合组织开展了以县为单位的农村饮水安全现状调查和复核评估工作，结果表明，到2004年年底，全国尚有3.23亿农村人口存在饮水不安全问题。这些人口的地域分布情况为，东部地区7 780万人，中部地区1.3亿人，西部地区1.15亿人。3.23亿饮水不安全人口中，各类饮水水质不安全的有2.27亿人，水量不足、取水不方便及供水保证率低的有近9 600万人。2.27亿水质不安全人口中，饮用水氟、砷含量超标的有5 370万人，饮用苦咸水的有3 850万人，地表或地下饮用水源被严重污染的有9 080万人，饮用水中铁锰等超标的有4 410万人。

农村饮用高氟水人口主要分布在华北、西北、华东地区，80%的高氟水人口分布在长江以北。长期饮用高氟水，可引起地方性氟中毒，出现氟斑牙和氟骨症，重者造成骨质疏松、骨变形，甚至瘫痪，丧失劳动能力。因饮用高氟水而引起的这些病症一般使用药物治疗无明显效果。在氟病区，由于氟斑牙、驼背病屡屡发生，直接影响青少年入学、参军、就业和婚嫁。有的地方村民身高只有 0.8～1.4 米，出现“矮子村”，村民承受着生理和心理的巨大痛苦。

农村饮用高砷水人口主要分布在内蒙古、山西、新疆、宁夏和吉林等地。长期饮用砷超标的水，会造成砷中毒，导致皮肤癌和多种内脏器官癌变。

农村饮用苦咸水人口主要分布在长江以北的华北、西北、华东等地区。长期饮用苦咸水可导致胃肠功能紊乱、免疫力低下，诱发和加重心脑血管疾病。

农村饮用污染地表水的人口主要分布在南方，饮用污染地下水的人口主要分布在华北、中南地区。饮用水源污染，造成致病微生物及其他有害物质含量严重超标，易导致疾病流行，有的地方还因此暴发伤寒、副伤寒以及霍乱等重大传染病，个别地区癌症发病率居高不下。

目前，我国农村约有 1.9 亿人饮用水血吸虫问题突出。血吸虫病近几年来呈增长趋势，有些地区与饮用水水源有关。目前，血吸虫病尚未得到控制的地区主要集中在长江流域的湖南、湖北、江西、安徽、江苏、四川、云南 7 省的 110 个县（市、区），生活在病区的人口约有 6 000 万。重病区主要是江汉平原、洞庭湖区、鄱阳湖区、沿长江的江（湖、洲）滩地区，以及四川、云南的部分山区。血吸虫病区约有 1 100 多万人饮水不安全，其中急需新建或改造饮水工程的人口有 220 多万人。疫区群众因生产和生活需要频繁接触含有血吸虫尾蚴的疫水，造成反复感染发病，严重威胁人民群众的身体健康和生命安全。

2. 影响我国农村饮用水安全的主要因素

（1）农村缺水和水源污染严重

目前，我国北方地区多以地下水为饮用水源，南方部分地区饮用水以江河湖泊水为主。农村饮用水存在的主要问题是缺水和水质污染严重。农村饮水不安全的原因既有自然的也有人为的。

❶ 特殊地质、水文条件等自然因素造成高氟水、高砷水、苦咸水等问题。高氟水、高砷水、苦咸水等主要是因为当地的气候

条件和地质地形条件差、水资源量少且分布不均等形成的。例如，氟是一种典型的亲石元素，它以最大丰度出现于岩石圈，迄今已知自然界中含氟矿达 110 种以上，这些含氟矿经火山喷发、岩石的侵蚀淋溶、高温熔岩加强了氟化物向水环境中的转移。天然水体中砷的天然来源主要是由含砷土壤和岩石的风化、地质的变迁、含砷矿的淋洗、地下岩层矿物的溶解而进入水体的。地下水苦咸化的原因是地下岩层含盐量高，地势低洼，降雨量小，蒸发强烈及封闭型地质构造等。另外，部分水源中存在固有的有毒有害元素和致病微生物等也影响农村饮水安全。

❷ 一些农村地区饮水设备简陋、卫生条件差、集中供水率低，水质很难保证。目前，我国许多农村地区还较多地存在这样的景象：水井周围 10 米以内，有很多厕所或粪坑、牲畜圈、污水沟等，而且不少水井只是几米深的浅水井。地表的污水通过渗透或直接流入井中，农民喝了受污染的水而发生疾病的现象时有发生。广东省有 15 个市的部分农村地区，因饮用水问题，不少人出现了斑牙病、结石病、皮肤病、甲状腺病等疾病；河源等市的 8～15 岁学生，斑牙病发病率高达 42%；茂名、汕头等市的部分农村，饮用受污染的浅层地下水后，自 1989 年以来每年征兵体检没有一个青年身体合格，体检结论都是肝功能不正常。

农村生活污水和生活垃圾的排放量也在逐年增加。据估算，全国农村生活污水年排放总量约为 108.2 亿吨，主要分布在人口密集的东部和中部地区。农村人均日排放生活垃圾达 0.34 千克。因农村基础设施比较落后，普遍缺乏基本的排水和垃圾清运处理系统，污水大多不经任何处理，直接排放或沉积在村边沟渠和村庄地面，降雨时最终被冲刷进入水体。

农村地区集中供水率低下，许多地区还是一家一井或是多家一井采取饮用水，个别缺水地区甚至需要靠人、畜四处背水来解决饮水问题，水质就更难保证。

❸ 工业污染造成水质恶化。过去饮用水水质超标大多表现在感观和细菌学指标方面，现在由于工业污染，饮用水水质则是越

来越多的化学甚至毒理学指标超标，直接饮用地表水和浅层地下水的农村居民饮水质量和卫生状况难以保障。

一些工业区靠近农村，工厂排放的废水经过多种途径进入村民饮用水源，工厂废气中的有害物质通过降雨、直接沉降等方式也进入到饮用水源。如安徽省奎濉河上游水污染严重，造成河两岸 25 万人饮水困难；浙江桐庐县对 234 个农村供水站、91 所学校、189 所幼儿园饮用水卫生监测，其细菌指标合格率分别为 8.81%、49.45%和 9%。生活饮用水污染造成了“水质型缺水”，有水不能用。同时由生活饮用水污染引起的肠道传染病暴发疫情及消化道肿瘤、癌症的增加，严重影响人体健康。

而工业生产引起的重金属污染也不可轻视。我国受重金属污染的土壤面积达 2 000 万公顷，占总耕地面积的 1/6；因工业“三废”污染的农田近 700 万公顷。有资料显示，华南地区有的城市有 50%的耕地遭受镉、砷、汞等有毒重金属和石油类的污染；长江三角洲地区有的城市连片的农田受镉、铅、砷、铜、锌等多种重金属污染，致使 10%的土壤基本丧失生产力。目前，全国约有 65%的污灌耕地遭到不同程度的重金属和有机物污染，部分耕地重金属含量已超过土壤环境质量Ⅱ级标准。耕地中的重金属类有毒物质，可通过环境界面的交换和迁移，致使水质恶化。

有些地区饮用水中氟、砷等物质来源于工业污染。从 20 世纪初期到 20 世纪 30 年代，氟化物是许多工业生产（如制铅、过磷酸钙、钢、镁等）的无用副产品，商业中唯一的作用是用做制杀虫剂和杀啮齿类剂。到 20 世纪 40 年代，氟化物开始进入制冷剂、喷雾剂、润滑剂和塑料的领域；氟原子也被引进到药剂制备中，用以增强药剂的作用；在高辛烷值产品的生产上氟化物开始代替硫酸；氟化物的应用还迅速扩展到导弹推进系统和核能领域。同时，氟化物开始大量随工业废物排入环境中，造成地下水源的污染。由于氟化物大多是可溶的，所以氟既可以在地表水中存在，又可以在地下水中存在。地表淡水中氟浓度通常低到 0.01～

0.3 毫克/升。在地下水中，氟的天然浓度可达 1～35 毫克/升。与氟化物污染饮用水相同的是，采矿、化工、化学制药、农药生产、制革等工业产生的含砷工业废水或固体废弃物是造成地下水体砷污染的重要因素。

❹ 农业面源污染严重，造成了严重的水体污染。农业面源污染是指在农民生活与农业生产过程中，由于不合理地使用农药化肥等，以及人畜粪便和垃圾的随意排放，使氮和磷等营养物质、农药及其他有机或无机污染物质，通过地表径流和农田渗漏，造成对江、河、湖泊等水体的污染。农业面源污染具有影响范围大、因素多、方式复杂、强度难以定量评估等特点。造成农业面源污染严重而污染水体主要因为以下几个方面：

农用化学品使用不合理。化肥、农药的不合理施用及其流失造成了严重的水体污染。2001 年，我国农田化肥施用量为 273 千克/公顷，太湖流域高达 600 千克/公顷以上，已超过发达国家安全施用量 225 千克/公顷的上限。另外，我国化肥有效利用率相对较低，仅 30%左右。未被吸收的氮、磷元素，除部分被土壤吸附存留于土壤中外，大部分则通过地表径流、农田排水进入地表和地下水体，导致水体富营养化和其他水体污染。2001 年，我国农药施用量达 8.2 千克/公顷，远远超过发达国家的单位使用量。其中，高毒农药占农药施用总量的 70%，国家明令禁止的一些高毒、高残留农药仍在部分地区生产和使用，据统计，北京近年来高毒农药使用量每年仍有 200～250 吨。农药的吸收率仅为 30%～40%，大部分进入了水体、土壤中。

畜禽养殖产生污染严重。近年来我国畜禽养殖业发展迅猛，其污染产生量也随之剧增。大量的畜禽粪便没有很好地处理和利用，随意排放，造成地表水和地下水污染严重。目前，我国畜禽粪便产生量接近 20 亿吨，是同期工业固体废弃物排放量的 2.7 倍。统计显示，养猪业对水质的污染居首位，尤其是猪所排泄的尿粪，其次是家禽。猪粪尿混合排出物的 COD 值达 81 000 毫克/升；牛粪尿混合排出物的 COD 值达 36 000 毫克/升；笼养蛋鸡场冲洗废水的 COD 值为 43 000～77 000 毫克/升，氨氮浓度为 2 500～4 000 毫克/升。高浓度畜禽养殖污水排入江河湖泊，将造成水质恶化。畜禽粪便中的有毒、有害成分渗入地下水，使地下水溶解氧含量减少，有毒成分增多，严重时使水体发黑、变臭，失去使用价值且难以治理恢复，造成持久性污染。

农业固体废弃物未得到合理回收和利用。农作物秸秆是农业主要固体废物之一。2001 年全国秸秆产生量为 7.14 亿吨，主要分布在黑龙江、河北、山东、河南、江苏、安徽、湖北、湖南和四川 9 个省份。这些秸秆大都没有经过综合利用，与生活垃圾一起四处堆放或沿河湖岸堆放，在降雨的冲刷下，其大量渗滤液排入水体或直接被冲入河道。

（2）农村饮用水管理中存在的问题

近年来，中央和地方政府不断加大解决农村饮水困难问题的力度。2000—2004 年，各级政府和群众共计投入 200 亿元，解决 6 600 万农村人口的饮水困难，减少了疾病，减轻了农民取水的劳动强度，促进了农村经济社会的发展。但是，农村饮用水不安全问题并没有完全解决。

❶ 在思想观念和生产方式上还有较大差距。一些地区的部分领导对饮用水安全问题的严峻形势认识不足，原有的农村改水工程因资金、认识、技术问题及未考虑长远发展规划，已建的工程不少现处于瘫痪或半瘫痪状况，而再次改水遇到了资金不足的限制。农业生产中化肥、农药的过量使用和秸秆、禽畜粪便的大量废弃，污染环境；乱垦滥牧、乱砍滥伐，破坏生态环境。这些问题在较短时期内很难得到有效解决。

❷ 农村环境保护法律、法规不健全，农村环境保护监管力量薄弱。现行的环境管理法律法规和制度，大部分都是针对工业和城市制定的，难以适应农村环境管理的需要。农村大部分地区的农户分散居住，生产和生活中产生的废物随意排放，监管十分困难。农业生产中的污染防治，很大的程度上依靠农民的自觉行动。一些重污染企业为逃避监管，在农村地区建厂排污的现象较为普

遍。一些种养业发达地区大量使用的农药、化肥以及畜禽废水，严重污染农村的饮用水源。

❸ 农村饮用水源水质监测还是空白，底数不清，监测力量严重不足。目前，我国只是在城市和重点流域开展了饮用水源地水质监测与评价，而在广大农村地区，由于水源地分布分散，规模小，水质水量不稳定，开展例行监测工作难度很大，且目前也不具备开展农村饮水安全监测的能力。

❹ 科技储备相对薄弱，一些基础研究尚属起步阶段。目前，对农村饮用水源开展的科研工作较少，没有针对饮用水源开展过系统全面的调查与评价，很多水环境研究中重大项目的目标是水体富营养化和氮、磷的控制，没有针对水源保护开展过系统研究。农村环保技术短缺，农业节水、发电及农业废物综合利用技术尚不成熟。

第3章

新颁《生活饮用水卫生标准》解读

我国《生活饮用水卫生标准》（GB 5749—85）（以下简称旧《卫生标准》）已执行 20 余年，它规定的检测项目只有 35 项，远远落后于发达国家的标准和我国的水源实际。2001 年卫生部颁布了《生活饮用水卫生规范》（以下简称《卫生规范》），并于 2001 年 9 月 1 日起施行，由于其缺乏强制性，许多水厂并未执行。经过多年的酝酿、讨论，2006 年 12 月 29 日又颁布了新修订的《生活饮用水卫生标准》（GB 5749—2006），于 2007 年 7 月 1 日起实施，同时废止 GB 5749—85。

《卫生规范》对水质的要求比 GB 5749—85 大大提高了，许多方面接近国际上先进的水质标准。在《卫生规范》中将检测项目分为常规检验项目和非常规检验项目。常规检验项目有 34 项，非常规检验项目有 62 项，两者共 96 项，比 GB 5749—85 多 61 项。

新的《生活饮用水卫生标准》中检验项目由旧标准的 35 项增至 106 项，增加了 71 项，比《卫生规范》还多出 10 项。执行新标准将大大改善我国居民饮用水水质和饮水安全。

一、摘录《生活饮用水卫生标准》

《生活饮用水卫生标准》（GB 5749—2006）（以下简称新《卫生标准》）在前言中指出："本标准全文强制"，即为强制性标准，供水企业必须执行。它既是饮用水的水质标准，也是用户维护自身权益的法律依据。

1．生活饮用水水质卫生要求

生活饮用水水质应符合下列基本要求，保证用户饮用安全。

- ❖ 生活饮用水中不得含有病原微生物。
- ❖ 生活饮用水中化学物质不得危害人体健康。
- ❖ 生活饮用水中放射性物质不得危害人体健康。
- ❖ 生活饮用水的感官性状良好。
- ❖ 生活饮用水应经消毒处理。
- ❖ 生活饮用水水质应符合表 3-1 和表 3-3 卫生要求。集中式供水出厂水中消毒剂限值、出厂水和管网末梢水中消毒剂余量均应符合表 3-2 要求。
- ❖ 小型集中式供水和分散式供水的水质因条件限制，水质部分指标可暂按照表 3-4 执行，其余指标仍按表 3-1、表 3-2 和表 3-3 执行。
- ❖ 当发生影响水质的突发性公共事件时，经市级以上人民政府批准，感官性状和一般化学指标可适当放宽。
- ❖ 当饮用水中含有表 3-5 所列指标时，可参考此表限值评价。

这些基本要求，都是为了保障饮水安全，人们不会因喝水而损害了健康。

2．水质指标及限值

新标准制定时，参考了世界卫生组织、欧盟、美国、俄罗斯、日本等发达国家和组织的水质标准，考虑到国内的实际情况，作了许多符合国情的详细规定。将水质指标分为常规指标和非常规指标。水厂对常规指标必须定时全部检测；非常规指标的实施项目及日期由省级人民政府确定，并上报备案，全部指标最迟于 2012 年 7 月 1 日实施。

水质常规指标共有 38 项（表 3-1）；水质非常规指标共 64 项（表 3-3）；小型集中式供水和分散式供水水质要求共 16 项（表 3-4）。

表 3-1　水质常规指标及限值

指　　标	限　　值
1. 微生物指标[①]	
总大肠菌群/（MPN/100 ml 或 CFU/100 ml）	不得检出
耐热大肠菌群/（MPN/100 ml 或 CFU/100 ml）	不得检出
大肠埃希氏菌/（MPN/100 ml 或 CFU/100 ml）	不得检出
菌落总数/（CFU/ml）	100
2. 毒理指标	
砷/（mg/L）	0.01
镉/（mg/L）	0.005
铬（六价）/（mg/L）	0.05
铅/（mg/L）	0.01
汞/（mg/L）	0.001
硒/（mg/L）	0.01
氰化物/（mg/L）	0.05
氟化物/（mg/L）	1.0
硝酸盐（以 N 计）/（mg/L）	10 地下水源限制时为 20
三氯甲烷/（mg/L）	0.06
四氯化碳/（mg/L）	0.002
溴酸盐（使用臭氧时）/（mg/L）	0.01
甲醛（使用臭氧时）/（mg/L）	0.9
亚氯酸盐（使用二氧化氯消毒时）/（mg/L）	0.7
氯酸盐（使用复合二氧化氯消毒时）/（mg/L）	0.7
3. 感官性状和一般化学指标	
色度/铂钴色度单位	15
浑浊度/NTU-散射浊度单位	1 水源与净水技术条件限制时为 3
嗅和味	无异臭、异味
肉眼可见物	无
pH	不小于 6.5 且不大于 8.5

指　　标	限　值
铝/（mg/L）	0.2
铁/（mg/L）	0.3
锰/（mg/L）	0.1
铜/（mg/L）	1.0
锌/（mg/L）	1.0
氯化物/（mg/L）	250
硫酸盐/（mg/L）	250
溶解性总固体/（mg/L）	1 000
总硬度（以 $CaCO_3$ 计）/（mg/L）	450
耗氧量（COD_{Mn} 法，以 O_2 计）/（mg/L）	3 水源限制，原水耗氧量大于 6 mg/L 时为 5
挥发酚类（以苯酚计）/（mg/L）	0.002
阴离子合成洗涤剂/（mg/L）	0.3
4．放射性指标②	指导值
总α放射性/（Bq/L）	0.5
总β放射性/（Bq/L）	1

注：① MPN 表示最可能数；CFU 表示菌落形成单位。当水样检出总大肠菌群时，应进一步检验大肠埃希氏菌或耐热大肠菌群；水样未检出总大肠菌群时，不必检验大肠埃希氏菌或耐热大肠菌群。

② 放射性指标超过指导值，应进行核素分析和评价，判定能否饮用。

表 3-2　饮用水中消毒剂常规指标及要求

消毒剂名称	与水接触时间	出厂水中限值	出厂水中余量	管网末梢水中余量
氯气及游离氯制剂（游离氯）/（mg/L）	至少 30 min	4	≥0.3	≥0.05
一氯胺（总氯）/（mg/L）	至少 120 min	3	≥0.5	≥0.05
臭氧（O_3）/（mg/L）	至少 12 min	0.3	—	0.02 如加氯，总氯≥0.05
二氧化氯（ClO_2）/（mg/L）	至少 30 min	0.8	≥0.1	≥0.02

表 3-3　水质非常规指标及限值

指　　标	限　　值
1．微生物指标	
贾第鞭毛虫/（个/10 L）	＜1
隐孢子虫/（个/10 L）	＜1
2．毒理指标	
锑/（mg/L）	0.005
钡/（mg/L）	0.7
铍/（mg/L）	0.002
硼/（mg/L）	0.5
钼/（mg/L）	0.07
镍/（mg/L）	0.02
银/（mg/L）	0.05
铊/（mg/L）	0.000 1
氯化氰（以 CN^-计）/（mg/L）	0.07
一氯二溴甲烷/（mg/L）	0.1
二氯一溴甲烷/（mg/L）	0.06
二氯乙酸/（mg/L）	0.05
1,2-二氯乙烷/（mg/L）	0.03
二氯甲烷/（mg/L）	0.02
三卤甲烷（三氯甲烷、一氯二溴甲烷、二氯一溴甲烷、三溴甲烷的总和）	该类化合物中各种化合物的实测浓度与其各自限值的比值之和不超过 1
1,1,1-三氯乙烷/（mg/L）	2
三氯乙酸/（mg/L）	0.1
三氯乙醛/（mg/L）	0.01
2,4,6-三氯酚/（mg/L）	0.2
三溴甲烷/（mg/L）	0.1
七氯/（mg/L）	0.000 4
马拉硫磷/（mg/L）	0.25
五氯酚/（mg/L）	0.009
六六六（总量）/（mg/L）	0.005
六氯苯/（mg/L）	0.001
乐果/（mg/L）	0.08
对硫磷/（mg/L）	0.003
灭草松/（mg/L）	0.3
甲基对硫磷/（mg/L）	0.02

指　　标	限　　值
百菌清/（mg/L）	0.01
呋喃丹/（mg/L）	0.007
林丹/（mg/L）	0.002
毒死蜱/（mg/L）	0.03
草甘膦/（mg/L）	0.7
敌敌畏/（mg/L）	0.001
莠去津/（mg/L）	0.002
溴氰菊酯/（mg/L）	0.02
2,4-滴/（mg/L）	0.03
滴滴涕/（mg/L）	0.001
乙苯/（mg/L）	0.3
二甲苯/（mg/L）	0.5
1,1-二氯乙烯/（mg/L）	0.03
1,2-二氯乙烯/（mg/L）	0.05
1,2-二氯苯/（mg/L）	1
1,4-二氯苯/（mg/L）	0.3
三氯乙烯/（mg/L）	0.07
三氯苯（总量）/（mg/L）	0.02
六氯丁二烯/（mg/L）	0.000 6
丙烯酰胺/（mg/L）	0.000 5
四氯乙烯/（mg/L）	0.04
甲苯/（mg/L）	0.7
邻苯二甲酸二（2-乙基己基）酯/（mg/L）	0.008
环氧氯丙烷/（mg/L）	0.000 4
苯/（mg/L）	0.01
苯乙烯/（mg/L）	0.02
苯并(a)芘/（mg/L）	0.000 01
氯乙烯/（mg/L）	0.005
氯苯/（mg/L）	0.3
微囊藻毒素-LR/（mg/L）	0.001
3．感官性状和一般化学指标	
氨氮（以 N 计）/（mg/L）	0.5
硫化物/（mg/L）	0.02
钠/（mg/L）	200

表 3-4　小型集中式供水和分散式供水部分水质指标及限值

指　　标	限　　值
1．微生物指标	
菌落总数/（CFU/ml）	500
2．毒理指标	
砷/（mg/L）	0.05
氟化物/（mg/L）	1.2
硝酸盐（以 N 计）/（mg/L）	20
3．感官性状和一般化学指标	
色度/铂钴色度单位	20
浑浊度/NTU-散射浊度单位	3 水源与净水技术条件限制时为 5
pH	不小于 6.5 且不大于 9.5
溶解性总固体/（mg/L）	1 500
总硬度（以 $CaCO_3$ 计）/（mg/L）	550
耗氧量（COD_{Mn} 法，以 O_2 计）/（mg/L）	5
铁/（mg/L）	0.5
锰/（mg/L）	0.3
氯化物/（mg/L）	300
硫酸盐/（mg/L）	300

表 3-5　生活饮用水水质参考指标及限值

指　　标	限　　值
肠球菌/（CFU/100 ml）	0
产气荚膜梭状芽孢杆菌/（CFU/100 ml）	0
二（2-乙基己基）己二酸酯/（mg/L）	0.4
二溴乙烯/（mg/L）	0.000 05
二噁英（2,3,7,8-TCDD）/（mg/L）	0.000 000 03
土臭素（二甲基萘烷醇）/（mg/L）	0.000 01
五氯丙烷/（mg/L）	0.03
双酚 A/（mg/L）	0.01
丙烯腈/（mg/L）	0.1
丙烯酸/（mg/L）	0.5

指　标	限　值
丙烯醛/（mg/L）	0.1
四乙基铅/（mg/L）	0.000 1
戊二醛/（mg/L）	0.07
甲基异莰醇-2/（mg/L）	0.000 01
石油类（总量）/（mg/L）	0.3
石棉（>10 μm）/（万个/L）	700
亚硝酸盐/（mg/L）	1
多环芳烃（总量）/（mg/L）	0.002
多氯联苯（总量）/（mg/L）	0.000 5
邻苯二甲酸二乙酯/（mg/L）	0.3
邻苯二甲酸二丁酯/（mg/L）	0.003
环烷酸/（mg/L）	1.0
苯甲醚/（mg/L）	0.05
总有机碳（TOC）/（mg/L）	5
β-萘酚/（mg/L）	0.4
黄原酸丁酯/（mg/L）	0.001
氯化乙基汞/（mg/L）	0.000 1
硝基苯/（mg/L）	0.017

二、解读《生活饮用水卫生标准》

新发布的《生活饮用水卫生标准》（GB 5749—2006）充分反映了我国社会、经济的飞速发展，反映了我国水质检测手段和水处理技术的长足进步。当然，也从另一侧面告诉人们，生活饮水的形势相当严峻，水中危害人体健康的污染物越来越多，若不认真应对，将会后患无穷。

1. 新、旧《卫生标准》的对比

通过新、旧《卫生标准》的比较，可以看出，新标准作了重大改进。它既充分考虑中国国情，又尽可能和国际先进水平接轨。其改变主要有以下几个方面：

（1）新《卫生标准》将水质指标分为常规和非常规两大类

旧《卫生标准》的检验指标只有 35 项，而新《卫生标准》

增至 106 项。在 106 项中有 42 项是常规检验项目，它体现饮用水的基本质量，具有普遍性，是各地供水企业必须检验的项目。

非常规检验的许多污染物因地而异，与当地工业布局有密切关系。例如，沿河有冶金工业，水体易受重金属离子污染；沿河有石化工业，水体易受有机物污染；各地因施用的农药不同，水中检出的农药亦不同。由此看来，非常规检验项目并非不重要，而恰恰相反，其中某些项目可能是该地区水源的主要污染物。当地供水主管部门要认真研究，与当地水厂及卫生部门一道确定非常规项目中严重影响人体健康的污染物，作为定期必测项目。

在检验项目表中指标的排列次序也与旧《卫生标准》不同。在四类指标中依次是微生物指标、毒理指标、感官性状和一般化学指标及放射性指标。

（2）新增了《生活饮用水水质参考指标》

在参考指标中列入了许多对人体极为有害的污染物，如肠球菌、二噁英、四乙基铅、石棉、亚硝酸盐、多环芳烃、多氯联苯、氯化乙基汞等。国内外对这些物质在水体中的存在极为重视，我国在新标准中对限值作了较严格的规定，如二噁英限值为 0.000 03 微克/升、四乙基铅为 0.1 微克/升。

（3）新增加大量检验项目

在新《卫生标准》中，检验项目比旧标准增加了 71 项。

检验项目的增多出于多方面的考虑。首先，水中危害人体健康的污染物日益增多。有些国家的地表水中检测出的有机物在 2 000 种以上，我国检测出的也不下 1 000 种。列入标准中的污染物只是检出频率较大、含量较高或危害强烈的那一部分。其次，人们对水质的要求越来越高，检测手段和水处理技术能够满足这些要求。

新增项目主要有：微生物、农药、消毒剂及消毒副产物和其他有害物。

在旧《卫生标准》中，微生物只有细菌总数和总大肠菌群两项；新《卫生标准》将微生物指标增至 6 项，即总大肠菌群、耐热大肠菌群、大肠埃希氏菌、菌落总数及贾第鞭毛虫、隐孢子虫。饮用水若被贾第鞭毛虫、隐孢子虫污染，易引起腹痛。微生物指标的增加反映了政府对控制病原微生物的重视，同时，提醒供水部门要加强消毒的工艺研究。

新《卫生标准》中增加得最多的检验项目是农药和其他有机物。原来农药只有 2 种（滴滴涕、六六六），新标准增加了 14 种（灭草松、百菌清、溴氰菊酯、乐果、2,4-滴、林丹、马拉硫磷、对硫磷、甲基对硫磷、莠去津、呋喃丹、毒死蜱、敌敌畏、草甘膦）。由于农药的广泛使用，水源被污染的机会增加，而许多农药不易降解。因此，加大检测力度，提高处理效果是十分必要的。旧《卫生标准》中农药以外的有机物只有 5 项，新《卫生标准》中增加 33 项，即三卤甲烷、一氯二溴甲烷、二氯一溴甲烷、三溴甲烷、二氯甲烷、1,2-二氯乙烷、1,1,1-三氯乙烷、环氧氯丙烷、氯乙烯、1,1-二氯乙烯、1,2-二氯乙烯、三氯乙烯、四氯乙烯、六氯丁二烯、二氯乙酸、三氯乙酸、三氯乙醛、苯、甲苯、二甲苯、乙苯、苯乙烯、2,4,6-三氯酚、氯苯、1,2-二氯苯、1,4-二氯苯、三氯苯、邻苯二甲酸二（2-乙基己基）酯、丙烯酰胺、微囊藻毒素-LR、七氯、六氯苯、五氯酚。

新增加项目，除农药和有机物外，还有重金属和消毒剂。新增重金属有锑、钡、铍、钼、镍、硼、铊 7 种。消毒剂除氯外，还有一氯胺、臭氧及二氧化氯。同时还增加了与消毒剂有关的溴酸盐、亚氯酸盐、氯酸盐及甲醛。这种增加顺应了我国消毒剂的更新和多元化的新情况。

在新《卫生标准》中，感官性状和一般化学指标由原来的 15 项增至 20 项，即增加了耗氧量、氨氮、硫化物、钠、铝。其中，新增耗氧量和铝为常规检验项目。耗氧量在一定程度上反映水源污染情况及出水中有机物的含量。铝进入饮水的机会较多，对人体的危害已引起普遍注意。

（4）修订了部分水质指标

对旧《卫生标准》中的 8 项指标进行了修订。这些指标分别是总大肠菌群（由不超过 3 个/升修订为不得检出）、砷（由不超过 0.05 毫克/升修订为 0.01 毫克/升）、镉（由不超过 0.01 毫克/升修订为 0.005 毫克/升）、铅（由不超过 0.05 毫克/升修订为 0.01 毫克/升）、硝酸盐（由一般情况下，不超过 20 毫克/升修订为 10 毫克/升）、四氯化碳（由不超过 3 微克/升修订为 2 微克/升）、浑浊度（由一般情况不超过 3 度修订为 1 度）、总α放射性（由不超过 0.1 贝可/升修订为 0.5 贝可/升）。

上述 8 项修订中，只有总α放射性降低了要求，其他均提高了要求。除浑浊度外，总大肠菌群、砷、镉、铅、硝酸盐、四氯化碳对人体健康的危害十分显著。恰恰这些物质，在我国许多地方的水源水中经常检出，分布广、有些含量高。它们的危害将在第四章中详细介绍。

浑浊度由 3 度修订为 1 度，也充分反映饮水质量提高。降低浑浊度可以减少水中细小悬浮物，大大改变水的感官性状。

2. 与《生活饮用水卫生规范》的比较

2001 年发布的《生活饮用水卫生规范》是以 GB 5749—85 为基础制定的，其制定的原则是尽量与世界接轨，并符合中国国情和具有可操作性。它对水质的要求比旧《卫生标准》大大提高了。但是，它缺乏强制性，未引起许多制水企业的重视，真正执行者甚少。不管怎样，《卫生规范》的出台，在实际上推动了新《卫生标准》的诞生。

新《卫生标准》中的绝大多数水质指标的限值与《卫生规范》中的限值相同。新《卫生标准》中检验项目比《卫生规范》多 12 项，即增加耐热大肠菌群、大肠埃希氏菌、贾第鞭毛虫、隐孢子虫、溴酸盐、氯酸盐、臭氧、二氧化氯、毒死蜱、草甘膦、呋喃丹。这些项目属于微生物、消毒剂及农药，反映出国家对上述三方面现状的极大关注。

在新《卫生标准》中对消毒剂单独列表，并作为常规水质指标。为防止病原微生物引起疾病，出厂水必须进行消毒。消毒剂过量或不足都是不适宜的，因此，对出厂水中的限值和余量都作出具体要求，这样，可以保证消毒的可靠性及避免不必要的副作用。

农村供水是一个相当复杂的问题。目前以小型及分散供水居多。因此，在新《卫生标准》中增加了表 3-4，小型集中式供水和分散式供水部分水质指标及限值，所列检验项目限值有所放宽。这一规定是考虑了目前供水的实际情况。

在《卫生规范》中，对生活饮用水这样定义："由集中式供水单位直接供给居民作为饮用和生活用水，该水的水质必须确保居民终身饮用安全。"

"确保居民终身饮用安全"，虽然这是一个基本的要求，但却是一个很高的要求，它意味着饮用水中不存在近期和远期危害健康的污染物。目前，我国水源污染还相当严重，我国的制水技术还不能满足要求，饮水要普遍做到"居民终身饮用安全"，恐怕还难以兑现。在新《卫生标准》中未写进上述定义。尽管如此，"终身饮用安全"应该是我们追求的目标，因为许多易富集的有害物存在着潜在的危险，它们对人体健康的损害不是在短期内显现出来的。

新《卫生标准》在"生活饮用水水质要求"中提出"生活饮用水中的化学物质、放射性物质不得危害人体健康"。如何才能保证水中化学物质、放射性物质不得危害人体健康？对此问题需区分不同情况来对待。不易蓄积、无潜在危险的化学物质只要含量在限值以下，一般不会危害人体健康；而那些易蓄积、有"三致"作用的化学物质，其含量靠近限值以下，长时间如此，可能对人体健康还是有危险的。供水企业要详细检测水源污染物和出厂水中污染物，对实际存在的，即使是在限值以下的有害化学物质也要认真对待，研究深度处理的方法，真正做到不危害人体健康。

3．新《卫生标准》与世界卫生组织（WHO）的《饮用水水质准则》（2004）、美国《国家饮用水水质标准》（2001）的对比

我国新《卫生标准》与 WHO《饮用水水质准则》（以下简称《水质准则》）、美国《国家饮用水水质标准》（以下简称《饮用水标准》）的对比（部分数据）见表 3-6。

表 3-6　水质标准比较

项目	中国新《卫生标准》	WHO《水质准则》	美国《饮用水标准》
总大肠菌群	不得检出（CFU/100 ml）	100 ml 水样不得检出	每月样品阳性数 5%
耐热大肠菌群	不得检出（CFU/100 ml）	—	0
大肠埃希氏菌	不得检出（CFU/100 ml）	—	0
贾第鞭毛虫	1 个/10 L	—	灭活 99.9%
隐孢子虫	1 个/10 L	—	灭活 99%
砷	0.01 mg/L	0.01 mg/L	0.05 mg/L
镉	0.005 mg/L	0.003 mg/L	0.005 mg/L
铬（六价）	0.05 mg/L	0.05 mg/L	0.1 mg/L
铅	0.01 mg/L	0.01 mg/L	0.015 mg/L
汞	0.001 mg/L	0.006 mg/L	0.002 mg/L
硒	0.01 mg/L	0.01 mg/L	0.05 mg/L
氰化物	0.05 mg/L	0.07 mg/L	0.2 mg/L
氟化物	1.0 mg/L	1.5 mg/L	4.0 mg/L
硝酸盐（以 N 计）	10 mg/L	50 mg/L（NO_3^-）	10 mg/L
三氯甲烷	0.06 mg/L	0.3 mg/L	—
四氯化碳	0.002 mg/L	0.004 mg/L	0.005 mg/L
溴酸盐	0.01 mg/L	0.01 mg/L	0.01 mg/L
甲醛	0.9 mg/L	0.9 mg/L	—
亚氯酸盐	0.7 mg/L	0.7 mg/L	1.0 mg/L
氯酸盐	0.7 mg/L	0.7 mg/L	
色度	15 铂钴色度单位	15 铂钴色度单位	15 铂钴色度单位
浑浊度	1 NTU	1 NTU	1 NTU
嗅和味	无异臭、异味	可接受	3
pH	6.5～8.5	8	6.5～8.5
溶解性总固体	1 000 mg/L	1 000 mg/L	500 mg/L
铝	0.2 mg/L	0.2 mg/L	0.05～0.2 mg/L
铁	0.3 mg/L	0.3 mg/L	0.3 mg/L
锰	0.1 mg/L	0.4 mg/L	0.05 mg/L
铜	1.0 mg/L	2 mg/L	1.3 mg/L

项目	中国新《卫生标准》	WHO《水质准则》	美国《饮用水标准》
锌	1.0 mg/L	—	5 mg/L
氯化物	250 mg/L	—	250 mg/L
硫酸盐	250 mg/L	—	250 mg/L
总α放射性	0.5 Bq/L	—	未定
总β放射性	1 Bq/L	—	未定
余氯	0.3 mg/L（氯）	5 mg/L	—
锑	0.005 mg/L	—	0.006 mg/L
铍	0.002 mg/L	—	0.004 mg/L
钡	0.7 mg/L	0.7 mg/L	2 mg/L
硼	0.5 mg/L	0.5 mg/L	—
钼	0.07 mg/L	0.07 mg/L	—
镍	0.02 mg/L	0.07 mg/L	—
银	0.05 mg/L	—	0.1 mg/L
铊	0.000 1 mg/L	—	0.000 5 mg/L
氯化氰	0.07 mg/L（CN^-）	0.07 mg/L	—
三卤甲烷	比值之和不超过 1	比值之和不超过 1	0.08 mg/L
一氯二溴甲烷	0.1 mg/L	0.1 mg/L	0.06 mg/L，目标值
二氯一溴甲烷	0.06 mg/L	0.06 mg/L	0 mg/L，目标值
三溴甲烷	0.1 mg/L	0.1 mg/L	0 mg/L，目标值
二氯甲烷	0.02 mg/L	0.02 mg/L	0.005 mg/L
1,2-二氯乙烷	0.03 mg/L	0.03 mg/L	0.005 mg/L
1,1,1-三氯乙烷	2 mg/L	2 mg/L	0.2 mg/L
氯乙烯	0.005 mg/L	0.003 mg/L	0.002 mg/L
1,1-二氯乙烯	0.03 mg/L	0.03 mg/L	0.007 mg/L
1,2-二氯乙烯	0.05 mg/L	0.05 mg/L	0.1 mg/L（反） 0.07 mg/L（顺）
三氯乙烯	0.07 mg/L	0.07 mg/L	0.005 mg/L
四氯乙烯	0.04 mg/L	0.04 mg/L	0.005 mg/L
六氯丁二烯	0.000 6 mg/L	0.000 6 mg/L	—
二氯乙酸	0.05 mg/L	0.05 mg/L	0 mg/L，目标值
三氯乙酸	0.1 mg/L	0.2 mg/L	0.3 mg/L，目标值
三氯乙醛	0.01 mg/L	0.01 mg/L	—
苯	0.01 mg/L	0.01 mg/L	0.005 mg/L
甲苯	0.7 mg/L	0.7 mg/L	1 mg/L
二甲苯	0.5 mg/L	0.5 mg/L	10 mg/L

项目	中国新《卫生标准》	WHO《水质准则》	美国《饮用水标准》
乙苯	0.3 mg/L	0.3 mg/L	0.7 mg/L
苯乙烯	0.02 mg/L	0.02 mg/L	0.1 mg/L
2,4,6-三氯酚	0.2 mg/L	0.2 mg/L	—
苯并（a）芘	0.000 01 mg/L	0.000 7 mg/L	0.000 2 mg/L
氯苯	0.3 mg/L	0.3 mg/L	0.1 mg/L
1,2-二氯苯	1 mg/L	1 mg/L	0.6 mg/L
1,4-二氯苯	0.3 mg/L	0.3 mg/L	0.075 mg/L
三氯苯（总量）	0.02 mg/L	0.02 mg/L	0.07 mg/L
邻苯二甲酸二（2-乙基己基）酯	0.008 mg/L	0.008 mg/L	0.006 mg/L
丙烯酰胺	0.000 5 mg/L	0.000 5 mg/L	0.000 5 mg/L
微囊藻毒素-LR	0.001 mg/L	0.001 mg/L	—
甲草胺	0.02 mg/L	0.02 mg/L	0.002 mg/L
灭草松	0.3 mg/L	0.3 mg/L	—
滴滴涕	0.001 mg/L	0.002 mg/L	—
2,4-滴	0.03 mg/L	0.03 mg/L	0.07 mg/L
七氯	0.000 4 mg/L	—	0.000 4 mg/L
六氯苯	0.001 mg/L	0.001 mg/L	0.001 mg/L
林丹（-六六六）	0.002 mg/L	0.002 mg/L	0.000 2 mg/L
五氯酚	0.009 mg/L	0.009 mg/L	0.001 mg/L
呋喃丹	0.007 mg/L	—	0.04 mg/L
草甘膦	0.7 mg/L	—	0.7 mg/L
氨氮	0.5 mg/L（N）	1.5 mg/L	—
硫化物	0.02 mg/L	0.05 mg/L（H_2S）	—
钠	200 mg/L	200 mg/L	—

我国的新《卫生标准》与 WHO《水质准则》及美国《饮用水标准》对比，可以看出以下几点：

（1）新《卫生标准》与 WHO 的《水质准则》更为接近

在表 3-6 的 87 项指标中有 61 项完全相同，7 项非常接近，只有 3 项相差较大；另外 7 项要求我国比其高。指标数据说明，我国的饮用水质标准已和世界先进水平相当接近，反映了我国经济、技术的快速发展。

（2）新《卫生标准》与美国《饮用水标准》比较，两者相差较大

在表 3-6 的 87 项指标中，只有 17 项完全相同，另外 52 项中有 25 项要求我国比其低（多为含氯有机化合物），27 项要求我国比其高。

世界上其他发达国家的现行标准多以世界卫生组织的《饮用水水质准则》、欧盟的《饮用水水质指令》及美国的《国家饮用水水质标准》为基础制定本国的水质标准，也有些国家直接采用世界卫生组织的饮用水标准。

英国是最早将隐孢子虫列入饮水标准的国家，并作了严格规定；法国现行标准中，微生物指标比较全面，分别为耐热大肠菌、粪型链球菌、亚硫酸盐还原梭菌、沙门氏菌、致病葡萄球菌、粪型噬菌体、肠道病毒 7 项；加拿大的水质标准中，放射性指标有 29 项；日本的水质标准中，为使饮用水舒适爽口规定了 13 项“快适性”指标，如一般标准中浊度小于 2 NTU，而“快适性”指标要求出厂水小于 0.1 NTU，管网水小于 1 NTU；澳大利亚水质标准中指标较多，总共有 248 项，其中有些项目未列出指标值，其标准考虑项目全面，特别是微生物学项目分为细菌、原生动物、病毒和毒藻等几类，共有 22 项，农药也列出了多达 121 项；俄罗斯的水质标准要求较高，如汞的要求为 0.000 5 毫克/升，还增加了别国未列入的碲、钐、铷、铋、过氧化氢、剩余臭氧等指标项目。

WHO 的《水质准则》具有普遍的指导意义，我国新《卫生标准》与其接轨完全在情理之中。我们要大力宣传新《卫生标准》，尤其是制水企业和供水管理部门对根据本地实际所确定的非常规水质指标要认真执行，必要时，调整生产工艺，使出厂水质尽快达到新《卫生标准》要求。

生活饮用水水质参考指标中大部分限值都很低，它提醒供水企业对其水源要进行全面调研，对原水中的化学物质要有比较全面的了解，要进行必要的技术准备。

三、要保障用户饮水水质知情权

目前许多河流污染相当严重，许多水厂的水处理技术水平还不高，因此需要一定的法律手段和制度措施来保障人民群众饮水安全。除了严格执行现有的《水法》外，还应通过不同方式，保障用户对商品水水质的知情权，加强饮水质量的社会监督。我们相信，这个问题的提出，将会得到有关部门的积极回应，使新《卫生标准》落到实处。

1．用户对水质应有知情权

水是人人不可缺少的消费品，水费也在不断上涨，如何才能做到明明白白地消费呢？

目前我国城市用水基本由水厂供应；农村不少地方也用上了自来水。管好自来水企业是保证饮水质量的关键。

水厂供应的水要收水费，它是作为一种商品来消费的。既然水是一种消费品，生产厂家就应遵守中华人民共和国《消费者权益保护法》，而不能像一些水厂那样拒绝向用户告知水质。

《消费者权益保护法》是为了保护消费者的合法利益、维护社会经济秩序而制订的。在它的总则中提出经营者要遵守该法，要遵循诚实守信的原则。它规定了消费者的权利、消费者的义务和国家对消费者权益的保护。

《消费者权益保护法》第八条规定：“消费者享有知悉其购买、使用的商品或者接受服务的真实情况的权利”，“消费者有权根据商品或者服务的不同情况，要求经营者提供商品的价格、产地、生产者、用途、性能、规格、等级、主要成分、生产日期、有效期限、检验合格证明、使用方法说明书、售后服务，或者服务的内容、规格、费用等情况”。第十条还规定消费者“有权获得质量保障”。

该法第十九条规定：“经营者应当向消费者提供有关商品或者服务的真实信息，不得作引人误解的虚假宣传”。

以上法规条文，充分说明经营者要保障消费者对消费品（包括饮用水）的知情权，不明示商品的必要信息当属违法。

2．环保部门应定期公布辖区水源水质状况

从第 2 章中我们已了解到我国水体污染的严重情况。水源水质的污染程度直接影响着处理工艺和自来水的质量。环保执法部门应密切关注和详细了解当地地表水和地下水的水质变化，并随时和水厂取得联系。监管部门和制水企业形成一个可靠网络，就能保证供水安全。

环保监测部门用适当的方式，定期向社会公布地表水的水质情况，如有较大波动，应及时查明原因并向水厂通报。环保部门要特别注意环境突发事件。我们要汲取 2005 年松花江重大污染事故的历史教训，事发后，在污染物未进入水体或未大面积扩散前进行控制和处理，代价就能尽量减小。

定期向社会公布地表水水质应是一种制度化措施。水源水质应符合 GB 3838 及 GB/T 14848 的要求。公示水源水质，可以加大政府监督的力度，可以有效地及时督查上游的排污，更可以为有关水厂调整工艺赢得时间。

定期公布水质，会由于检测仪器和人力的增加而提高管理成本，但是这一举措会提高有关部门的工作透明度，能得到群众的拥护，也是职能部门尽责的表现。

3．制水企业应定期向用户送达水质化验单

现在绝大多数城市居民喝的还是自来水，只有极少数人喝上了直饮水，两者各有一套水质标准。检验水质是对企业的基本要求，了解水质也应是用户的基本要求。了解水质是《消费者权益保护法》赋予用户的知情权。

目前，水市场的现实是水厂掌控给水的水质，用户对自来水，除感受一些感官性状（色度、嗅、味）外，其他则一无所知。

虽然生活饮用水有许多卫生指标，但常规指标并不很多。可以归纳为矿化度、pH、高锰酸钾指数、主要重金属离子（如铅、镉、汞以及砷等）、病原微生物五项。用户了解饮用水的这些基本指标，会有以下好处：

（1）用户可以获悉水质优劣

水厂对用户提供的出厂水质检验单应是真实的，任何造假行为都是法律所不容的。如果由于水源水质波动，致使个别指标不合格，亦应如实告知用户。

我们这里所说的用户是指用水单位，如学校、工厂、机关、商场、居民社区，不是指个别人家。个别人家若需了解水质，可到上述单位的后勤部门或物业管理部门查询。

要判断水质的优劣，其根据为《生活饮用水卫生标准》和其他相关标准。用户可以将化验单与这些标准进行对照。如果对水质产生疑问，可以向供水企业了解，必要时可将水样送到权威质检部门化验。

（2）厂家可以更负责地管理生产

水厂给用户水质检验单，这不仅是对用户负责的表现，同时可以用反馈的信息更好地管理生产。

用户对水厂的投诉很少见于报道，这并非是不存在质量问题，而是不易被发现。除了浊度、色、味以外，水的成分检测必须借助分析仪器和试剂。质检部门应加大对社会服务的力度，要方便消费者，提供水质检验的条件。

与其他商品一样，让用户了解水质并非是对水厂的苛求。它可以随时提醒厂家，质量是企业的生命，关系群众生命健康的事马虎不得。厂家和消费者的相互和谐是社会和谐的重要方面。

（3）自来水检验单有助于用户对深度处理的选择

自来水的水质是否合格，其判断标准应是《生活饮用水卫生标准》。如果符合新《卫生标准》的各项要求，表明可以饮用。实际上，各国的饮水标准都是随着时间的推移而不断修订的，它反映了各国的经济发展水平和科学技术水平，其中还包括了一些地区特点和不同认识。例如，我国 GB 5749—85 中镉的限值为 0.01 毫克/升、铅的限值为 0.05 毫克/升、四氯化碳限值为 0.003 毫克/升、总大肠菌群限值为 3 个/升，而在 2006 年发布的新《卫生标准》中镉的限值为 0.005 毫克/升、铅的限值 0.01 毫克/升、四氯化碳的限值为 0.002 毫克/升，总大肠菌群在 100 毫升水样中不得检出。显然，改动后的要求严格得多了。再如，新《卫生标准》中镉的限值为 0.005 毫克/升，而世界卫生组织 2004 年《水质准则》中镉的限值为 0.003 毫克/升。有些发达国家对某些水质指标的要求比我国还低，如新《卫生标准》中铬（六价）的限值为 0.05 毫克/升、氰化物限值为 0.05 毫克/升，而在 2001 年的美国水质标准中，铬（六价）的限值为 0.1 毫克/升、氰化物限值为 0.2 毫克/升。显然，这种差别不是检测技术上的原因而有其他考虑。

水质标准中有些项目是基本要求，很少改变；而多数只规定了上限，超过此限值则明显有害。这里要特别指出，水中许多有害物可以在人体内富集，许多国家的水质标准中只规定了上限，对于这些有害物最好是彻底去除。自来水厂分质供水就有可能解决此问题。当然，最为实际的灵活方法还是采用家庭净水器。用户可以根据自来水厂提供的水质检验单选购或定做净水器。

第 4 章

水中对人体有害的物质

为什么人类约 80%的疾病与饮用水有关呢？国内外几十年的医疗经验和相关研究告诉我们，其真正的祸首是水中的有害物质。

卫生部颁布的《生活饮用水水质卫生标准》中大多数需要检验的物质对人体都有害。其实，进入水体的污染物已检出的就有 2 000 多种，无法将它们一一列入检测项目中，但未列入的物质对人体毒害作用的研究和认识也不能放松。

水中有害物从其成分上可区分为无机物、有机物、微生物；也可从医学上区分为传染性病原物、地方性病原物、致癌物、致畸物、致突变物。为便于读者对照新《卫生标准》中的检测项目，本书分无机有害物、有机有害物、致病微生物、放射性指标等几部分进行介绍。

一、水中污染物对人体健康的主要危害

水中污染物对人体健康的影响有显现的也有潜在的。我们要特别防范那些潜在的危险，它会贻害于子孙后代。污染物对人体的危害可以归纳为以下几方面。

1. 引起中毒

水中为数众多的化学物质（少数由天然物转化而来）会对人体产生毒害作用，这些物质称为环境毒物。当其进入人体后，会发生慢性或急性中毒，损坏人体组织和器官，最终还会夺去生命。

人体中毒程度取决于毒物的剂量和形态。一般剂量大时发生急性中毒。形态指化学形态，如六价铬的毒性远大于三价铬；三价砷毒性大于五价砷，而在三价砷中，氧化物毒性大于硫化物。

毒理学采用半致死剂量和半致死浓度（引起实验动物群体

一半死亡的剂量称半数致死量，用 LD_{50} 表示，单位为毫克/千克；半致死浓度用 LC_{50} 表示，单位为毫克/升）来定量地确定化学物质的毒性。

水中引起人中毒的物质有金属、半金属、非金属，通常它们在水中以阳离子或阴离子形式存在，如 Pb^{2+}、Hg^{2+}、Cr^{6+}、Cd^{2+}、As^{3+}、CN^-、F^-、NO_2^-；有机物也会使人中毒，主要是农药、多氯联苯等。水源污染引起的中毒事件屡见不鲜。汞中毒的水俣病、镉中毒的痛痛病以及某些地区铅中毒和氟中毒都是典型例子。

2．引发传染病

饮用或接触被病原微生物污染的水而传染的疾病通常称为介水传染病。这些微生物包括致病细菌、致病病毒及致病虫（原虫及蠕虫，原虫如贾第氏虫、溶组织阿米巴原虫、血吸虫等），它们主要来自生活污水，医疗、屠宰、制革及食品工业废水。人们较早地就认识到不清洁的水可以引发疾病，但那时还没有发达的工业，因此水不是被化学物质污染，而主要是病原微生物。

细菌是 1683 年荷兰人列文虎克（Leeuwenhoek）发现的。细菌的大小为 1～10 微米。常见细菌有伤寒杆菌、霍乱弧菌、痢疾杆菌等。其实，并非细菌就是人类的敌人，只有部分细菌是致病菌。大约有 40 多种细菌引起的传染病是通过水传播的，如霍乱、伤寒、痢疾、血吸虫病等。

病毒很微小，它没有细胞结构。如甲型肝炎病毒、脊髓灰质炎病毒、狂犬病病毒等。病毒一旦进入人体的细胞，就会遗传、变异、共生、干扰人的细胞。

1883 年美国新奥尔良暴发了流行性霍乱、芝加哥暴发了流行性伤寒，后来证明都是由水引起的。传染病的暴发加速了水源保护的立法。1914 年美国颁布的《公共卫生署饮用水标准》是最早有明确意义的水质标准，主要是对细菌作了规定。1974 年美国国会通过了《安全饮水法》，加强了水源保护。我国于 1955 年颁布的《自来水水质暂行标准》只在北京、上海等 12 个大城市试行。1956 年，我国颁布了全国性的《饮用水水质标准》，共列入 15

项指标，其中就有细菌总数和大肠菌类数。

霍乱是最早发现的水致传染病。1961 年从印度尼西亚开始的霍乱波及近十个国家，截至 1971 年，肆虐长达 10 年。1991 年拉丁美洲暴发霍乱，1 年内传播 11 个国家，至 1994 年的 4 年时间内近万人死于该传染病。

隐孢子虫是一种肠道寄生虫，隐孢子虫感染人体导致腹泻是目前世界上腹泻病常见的原因。1987 年，在美国佐治亚州某地发生该病的流行时，64 900 名当地居民中有 13 000 余人染病而出现以腹泻为主的临床症状，从病人粪便及水厂出厂水中均检出隐孢子虫囊。1993 年，美国威斯康星州某地也发生过一次波及 40.3 万人的经自来水传播的隐孢子虫病大暴发，引起了全世界的关注。

历史经验告诉人们，在洪水泛滥后容易引起传染病流行。洪水冲毁家园后人畜粪便也随之夹带，此时，如果喝了未消毒的水就有可能致病。2005 年湖南发生水灾后，灾区就有伤寒发生的报道，由于措施得力，迅速得到了控制，才未引起漫延。

如果水源一次性严重污染，传染病就会暴发，会在短期内出现大量病人；若水源经常受污染，传染病患者会长年不断。

3．三致作用：致癌变、致突变、致畸变

致癌变、致突变、致畸变的三致物是从环境、食物和饮水中进入人体的，严重危害人类的健康。

（1）致癌物

人体的正常细胞变得不受控制的生长是患癌症的反映。癌细胞的出现是由于决定细胞功能的脱氧核糖核酸受损或非正常复制。引起脱氧核糖核酸受损并致癌的化学物质或放射性物质称为致癌物。

据估计，人类所患癌症的 60%～80%是由环境因素引起的，其中水中化学致癌物是一个重要方面。

目前，对致癌物的研究还不十分深入。不少研究者结合流行病学和动物试验将其分为确证致癌物、可疑致癌物和促癌变物。

表 4-1 中列出了水中确证的致癌物。

表 4-1　水中确证的致癌物

化合物名称	肿瘤部位
二苯肼胺、硝基化合物	肝、乳腺
乙酰胺	肝
丙烯腈	肺、胃、神经、乳腺
1,4-二噁烷	肝
四氯化碳	肝
氯仿	肝、肾
1,2-二氯乙烷	乳腺、肺、胃
双氯乙基醚	肺
滴滴涕	肝
碘代甲烷	肺
狄氏剂	肝
六氯苯	甲状腺、肝
2,4,6-三氯苯酚	肝、造血系统
苯	造血系统
苯并（a）芘	皮肤、胃、肺、乳腺
苯并荧蒽	皮肤
4,4-DDE	肝
氯乙烯	脑、肝、肺、肾、淋巴系统、乳腺
亚乙烯基氯	肺、肾、肝、乳腺

国外有些研究指出石棉具有致癌性。表 4-1 所列只是研究得较多的致癌物，并未概括全貌。

表 4-1 中列出的致癌物中有几种虽然未列入新《卫生标准》的指标中，但在水中可检出其存在。

国内有些研究者对肝癌高发区的水质进行过对比考察，发现肝癌发病率确与饮水有关，如国内某县为肝癌高发区，有人用医学技术对当地塘水、塘边井水、井水、河水进行了对比试验，发现塘水和塘边井水中有诱发肝癌的物质。由此提醒人们，要特别关注癌症高发区的饮水水源。

表 4-2 为国际癌症研究会（用 IARC 代表）按其规定，列入的 1 类和 2 类致癌物。其中 1 类为人体确定致癌物，2A 类为人体很可能致癌物，2B 类为人体有可能致癌物。

表 4-2　对致癌污染物的分类

污染物名称	分类	污染物名称	分类
苯	1	多氯联苯	2A
氯乙烯	1	四氯乙烯	2A
二噁英	1	四氯化碳	2B
铍	1	间二氯苯	2B
镉	1	1,2-二氯乙烷	2B
铬	1	氯丹	2B
砷	1	二溴一氯丙烷	2B
三氯乙烯	2A	二氯甲烷	2B
丙烯酰胺	2A	七氯	2B
环氧氯丙烷	2A	六氯代苯	2B
二溴乙烯	2A	苯二酸盐	2B

（2）致突变物

致突变是指生物体中细胞的遗传性质，在受到外界化学物损伤时，以不连续的跳越形式发生了突然的变异。许多致癌物也是致突变物。已知的致突变物有 40 余种。1974 年以来，在美国饮用水中发现 82 种致突变物和可疑致突变物。

已知的致突变物有：DDT、2,4-D、二噁英、苯臭氧、砷酸钠、硫酸镉、亚硝酸盐、铅盐等。

如果致突变作用损伤生殖细胞，就有可能改变遗传性而影响下一代。致突变作用的潜伏期很长，显性的在子代中可表现出来，隐性的在二代甚至三代以后还不一定表现出来。

（3）致畸物

具有致畸性的环境毒物称为致畸物。致畸性是指毒物对母体内胎儿产生毒性，致使胎儿的体形或器官发生畸变的现象。畸变引起的胎儿畸形有小头、无脑、耳聋、先天性心脏病、肢体残缺等。在妊娠第二周至第八周的胚胎阶段，胎儿对致畸物最为敏感。

致畸物有甲草胺、灭草松、甲基对硫磷、甲基汞、硫酸镉等；此外，还报道过多种人用药物，如安眠药、镇痛药和某些抗生素，亦有致畸性。

4. 对生殖和遗传的影响

当某些化学物质从水或食物中进入人体时对生殖发育起损害作用，这些化学物质就具有生殖毒性。生殖毒性包括雄性生殖毒性和雌性生殖毒性。化学物质的雄性生殖毒性直接表现为影响睾丸功能，间接表现为脑垂体受影响。化学物质的雌性生殖毒性也表现在许多方面，如有机物苯、甲苯、二甲苯、林丹等都会影响妇女的生殖功能。

有些化学物质还会诱发或增加遗传物质的改变，引起遗传变异，如苯、染料、亚硝胺、亚硝酸及其盐类等。

二、无机有害物

化学物质“有害”或“无害”是相对的，如氟化物（F^-离子计）超过 1.0 毫克/升会对人体有害，但长期饮用无氟化物的水，从食物中摄入氟量又少，这样反而会严重影响骨骼发育。可见，从水中提供卫生标准中限值以下的氟化物将对人体有益。但许多无机物则对人有害而无益。

无机有害物主要是重金属离子，还有少量非金属离子。

1. 汞

汞是金属元素中唯一在常温下呈液态的金属。汞及其化合物有较大的挥发性，且化合物的共价性强，它们在自然环境和生物体间有较大的迁移和分配能力。水中的汞来自于含汞矿物的开采、冶炼和汞应用所产生的工业废水。由于使用汞的企业较多，汞易进入水体，以一价汞（Hg_2^{2+}）和二价汞（Hg^{2+}）的形式存在，在被污染的水中还存在有机汞。

各种化学形态的汞均有不同程度的毒性，对人体生理功能无益。汞中毒后人的神经和肾脏功能紊乱。

1950 年前后，日本发生了严重的汞中毒事件。一种叫做“水俣病”的怪病，震惊了世界。日本九州鹿儿岛的水俣湾旁有一小镇叫水俣镇，当地居民喜欢吃水俣湾的鱼鲜。1953 年以来，水俣镇居民不断患怪病。该病发病初期，患者的上唇和舌头感到不灵，口齿变得不清，四肢麻木，走路不稳。随后，全身麻木，耳聋眼瞎，最终精神失常，身体弯曲，大喊大叫地悲痛死去。与此同时，当地也发现了一些猫疯癫狂叫，甚至跳海自杀。由于病因不清，怪病被称为“水俣病”。1964 年，日本新潟县发生了与水俣镇类似的怪病。1973 年 5 月，在日本明海南部也发生了水俣病。三次怪病患者达 2 000 余人，死亡 40 余人，2 万多人受到不同程度的危害。

后来查清，日本水俣镇附近的化工厂将含汞盐及甲基汞的废水排入河中。甲基汞极易在鱼的体内蓄积，人吃鱼后便进入人体，从而发生汞中毒，引发水俣病。

认识水俣病的病因，经历了较长时间。它清楚地告诉人们，水中未知的有害物对人类的潜在危险多么巨大。

发生水俣病后，人们对汞的危害有了清醒的认识，各国在饮用水卫生标准中作了较严格的规定。我国在新《卫生标准》中将其列为毒理学指标，限值为 0.001 毫克/升，即每升水中含量不得超过千分之一毫克。

地表水的沉积物中有时汞含量较高，而一般水中汞含量只为 0.001 毫克/升，但某些河段（如我国海滦河流域）曾检出含汞高达 0.8 毫克/升。值得注意的是，鱼体中汞含量可达 1 毫克/升（比水中高出 1 000 倍以上）。经过“水体→微生物→小鱼→大鱼→人”的食物链而进入人体。人体吸收后，无机汞蓄积于肾、肝、骨骼等组织中；有机汞最后蓄积于大脑，使神经中枢严重受损。

汞的有机化合物常称为有机汞。有机汞有甲基汞、乙基汞、苯基汞、乙酸苯基汞、甲氧基乙基汞等。

有机汞对人体的危害作用大于无机汞。它除了富集于大脑组织外，也易进入脂肪。它对人体内的酶（酶是人体代谢必须的物质）有抑制作用。汞与蛋白质中的巯基（化学符号为—SH）和氨基（—NH_2）易结合。有些酶的活性中心是巯基，汞与酶中巯基结合后，酶会失去活性，从而影响代谢。甲基汞还会使体内染色体受损，产生遗传性的毒害作用。此外，研究者还发现汞能突破母体胎盘防御，发生"胎儿水俣病"，导致胎儿畸形。

2. 镉

镉在地面水中的含量可达到每升数毫克，主要来自于排放的工业废水和含镉填埋物的渗漏液。值得注意的是经过输水管后，由于采用含镉的镀件、焊料而使自来水中镉含量增加。

镉中毒后会损害肾脏。摄入高剂量的镉还会引起骨痛病。

骨痛病是镉引起的典型病例。20 世纪初，日本神通川附近开始出现一种怪病，它持续几十年。50 年代以后，病情急剧发展，许多病人死亡。1952 年，神通川河水中鱼类大量死亡，岸边稻秧亦枯萎，农业减产。

神通川患上怪病的人，最初感觉腰、头部、脚的关节疼痛。几年后，病情恶化，痛感波及身体各部位的神经和关节。有些病人大腿痉挛，骨骼畸形，轻轻的碰撞就会引起骨折。怪病被称为"骨痛病"，也有人称为"痛痛病"。当时对病人进行了多方治疗，都无济于事。对死去病人的尸体解剖后发现，死者骨折部位多达 70 余处，身长缩短几十厘米。

20 世纪 60 年代，日本学者经过 7 年多的调查研究，最后证明"痛痛病"是由镉引起的。中毒死亡者的骨灰中镉浓度高达 2%。最终查明神通川河上游有一炼锌厂，产生大量含镉废水，未经处理排入神通川河。居民长期饮用含镉水，食用被镉污染的稻米，久而久之，体内蓄积大量镉，导致骨痛病发生。

2005 年，我国广东省北江韶关段发生镉污染严重事故。镉来自于韶关冶炼厂排放的含镉废水。由于采取了稀释措施、停止取水，才未酿成大害。

另外，在我国福建省清流县有个村，由于所饮井水中镉含量超标，1992—1998 年的 7 年里，全村新出生的 16 个婴儿全是女孩，这一现象说明镉具有生殖毒性。

这里所说的镉是指其化合物，如硫酸镉、氯化镉、硝酸镉等，皆可溶于水。1985 年的旧《卫生标准》中，镉限值为 0.01 毫克/升，在新《卫生标准》的毒理学指标中镉的限值修订为 0.005 毫克/升。国际癌症研究会（IARC）将镉列为 1 类致癌物。

人出生时体内几乎没有镉，以后逐渐摄入并积累起来。人体摄入镉后，主要进入肾脏、肝脏和肺中。急性中毒后有恶心、腹痛等症状；严重时头痛、上肢麻木、抽搐。由于镉在人体内滞留时间长（生物半衰期长），慢性中毒者多为 50 岁以上老人。

3. 铅

水、食物及环境中，铅几乎都以无机物形式存在，少量为甲基铅。地面水中铅含量很低（1～10 微克/升）。自来水中的铅主要来自于输水管道。当水中有溶解氧和氯化物、pH 低、硬度小时，含铅管道就会溶放出铅，从而引起铅中毒。农村有些地方长期饮用从含铅油漆房顶收集的雨水而发生慢性铅中毒。

人体摄入的铅主要来自空气和食物，而来自水中的较少。大量摄入后可以产生蓄积性急性中毒，临床表现为头痛、乏力、痉挛、贫血等。摄入的铅可以使胆色素原合成酶活性降低。

铅对儿童的影响更大。儿童体内对铅的吸收率比成年人高出四倍以上，缺铁、缺钙的儿童对铅吸收速率更快。铅的致癌性尚无定论。由于铅是蓄积性毒物，新《卫生标准》中作了较严格规定，列为毒理学指标，限值由 0.05 毫克/升修订为 0.01 毫克/升。

4. 铬

铬在水中有三价（Cr^{3+}）和六价（Cr^{6+}）两种价态。六价铬毒害作用大于三价铬。通常用氯气消毒的水中主要是六价铬。

六价铬对人体的危害性是显著的。高剂量的六价铬可使消化道、肺部致癌，也可使肝坏死。动物试验表明铬酸钾（K_2CrO_4）、铬酸铅（$PbCrO_4$）、铬酸锶（$SrCrO_4$）、铬酸锌（$ZnCrO_4$）等铬酸盐都可致癌。IARC将六价铬列为1类致癌物。

在新《卫生标准》中六价铬被列为毒理学指标，限值为0.05毫克/升。

5. 铊

铊不是人体的必需元素，但它会引起人体急、慢性中毒。许多试验证实铊还有致突变性。

在新《卫生标准》中，铊被列为毒理学指标，限值为0.000 1毫克/升，这一要求比汞及镉还要高。

6. 铍

广泛存在于空气、水、土壤及食物中。由于铍可能导致基因突变、染色体畸变及致癌，IARC将铍列为1类致癌物；新《卫生标准》中列为毒理学指标，限值为0.002毫克/升。

7. 锑

天然水中存在的锑化合物有三氧化二锑和五氧化二锑及有机锑。

人体摄入锑后对心脏、膀胱、肾脏产生损害，急性中毒可导致死亡。三氧化二锑有可能致癌。动物试验表明锑的化合物还有致畸性、致突变性和生殖毒性。

新《卫生标准》中锑被列为毒理学指标，限值为0.005毫克/升。

8. 镍

天然水中镍的含量并不高，但由于生活中应用镍制品的场合较多，镍就有可能进入饮用水中，如电水壶煮沸的水中以及输水管道中停留较长时间的水中镍含量明显增高。

镍化合物的致癌性和致突变性已被许多研究所肯定。新《卫生标准》中镍被列为毒理学指标，限值为0.02毫克/升。

上述元素，除铬、镍外，汞、镉、铅、铍、铊、锑皆为人体非必需的毒性元素。

9. 铝

由于铝的物理、机械性质优良而被广泛用于工业和日常生活中。铝的化学性质活泼，易和酸、碱反应。家用铝制品不宜接触食醋、碱面等物质，否则溶入水中的铝有可能进入人体。

近几十年来铝对人体健康的影响引起了普遍关注。20 世纪 70 年代已证实铝能引起老年痴呆症。其病因在于肾功能不良时，铝不能正常排出而在体内蓄积，最后导致脑功能受损、智力退化、记忆力丧失。一种叫做“阿尔兹海默症”的痴呆症就是由于人体循环系统中铝含量过高所致。

尽管饮水中铝含量很低，但许多研究表明，老年痴呆症与饮水有关。水中铝的含量增加时，痴呆症引起的死亡增多。1989 年美国一项研究表明：饮用水中铝含量高的地区痴呆症的发病率比水中铝含量低的地区高 50%。

铝影响人体健康的许多细节还需深入研究，但已显露的问题不应忽视。我国新《卫生标准》中将铝列为一般化学指标常规检测项目，限值为 0.2 毫克/升，比铁、铜要低许多。

上面介绍了 9 种金属元素，其中绝大部分为重金属。实际上就饮水而言，危害人体健康的不是金属单质，而是它们的化合物。

10．砷

环境中的砷多以化合物形式存在。由于砷的化合物是重要的农药、医药原料，因此很容易产生含砷废水。

砷是我国水源污染的主要污染物之一。水体被严重污染时含量可达数千毫克/升。有些地区的地下水中砷含量也很高。自来水中砷含量一般在 10 微克/升以下。含砷水是农村饮水安全的主要问题之一。

人体对砷的吸收与砷的化学形态有关，化合态砷易被吸收。砷化物中毒后常引起恶心、腹痛、胸痛、咳嗽、尿少、头昏等症状。砷会损坏消化道、呼吸道和皮肤。急性砷中毒后会损害神经系统，引起昏迷。

我国广东曾发生过砷中毒引起的“蛤蟆痛”事件：症状表现为皮肤出现蛤蟆皮斑点，人的肚子胀大。随后查明这种病是由附近炼砒厂的含砷废水引起。1983 年，湖北省江陵县农药厂排出的含砷废水污染了水源，致使 1 046 人急性砷中毒，症状表现为恶心、呕吐、四肢乏力，有些人还咳血、便血。

砷化物可与人体细胞内酶的巯基相结合，破坏酶在人体内的正常功能，导致神经系统、毛细血管发生病变。

人体摄入的砷可引起皮肤癌及其他某些器官的癌症。在我国台湾，水中含砷量高的地区居民患肺癌、肾癌、膀胱癌、结肠癌的发病率较高，国外也有类似情况。因此 IARC 将砷列为 1 类致癌物。

砷还会在人体内蓄积，多年以后才明显发病。值得特别注意的是，我国目前不良水源中砷含量超标是主要问题之一。我国新《卫生标准》中砷被列为常规检测的毒理学指标，限值为 0.01 毫克/升。

11．氰化物

氰化物主要是指氰化钠（NaCN）、氰化钾（KCN）以及氰氢酸（HCN）等含有氰根（CN^-）的无机化合物。上述氰化物属剧毒物，人体一次摄入剂量超过 50 毫克即可死亡。换句话说，1 克氰化物可以致死 20 人。

氰化物在工业上有许多用途，如电镀、冶金、化工等。这些工业产生含氰废水，增加了水体污染的机会。

水中 pH 值在 8.5 以上时氰化物主要为氰根离子（CN^-）。氰根离子易被人体吸收，并引起中毒。

我国新《卫生标准》中氰化物限值为 0.05 毫克/升。

12．氟化物

氟是人体中具有双重作用的典型元素。人体中的氟主要由饮水中摄入。

地表水中一般含氟 0.2～0.5 毫克/升，地下水中一般含氟 1.0～1.3 毫克/升。但是，不同地区的地下水中含氟量差别很大，有些地区含氟量很高，称为高氟区。长期饮用高氟水（含氟量远大于 1.0 毫克/升），就会引起氟中毒。在我国，地方性氟中毒病分布较广，天津、山西、内蒙、甘肃、新疆、广西、云南、贵州等均有发生。

氟中毒病主要有氟斑牙（也叫斑釉齿）和氟骨病。患氟斑牙后，牙齿无光泽，严重时呈黄褐色，牙质变差，容易损伤。氟骨病是一种骨质硬化症，严重时脊椎畸形、驼背。高剂量氟化物会出现急性氟中毒，表现为出血性胃肠炎、急性肾炎及肝脏、心肌损伤。

氟又是人体必需的元素，可以分布全身，主要在骨骼中，少量在牙齿中。如果水中氟含量低于 0.3 毫克/升，龋齿的发病率比氟含量为 1 毫克/升的水要高出 35%。同时，氟含量常在 1.0 毫克/升时未观察到氟斑牙的发生。

氟是人体不可缺少但又不能过量的元素，因此，高氟水地区或无氟水地区的水厂均应有水质调控措施。我国新《卫生标准》中限值为 1.0 毫克/升，但世界上不同组织机构或国家制定的自来水中氟化物含量的安全标准差别较大（图 4-1）。

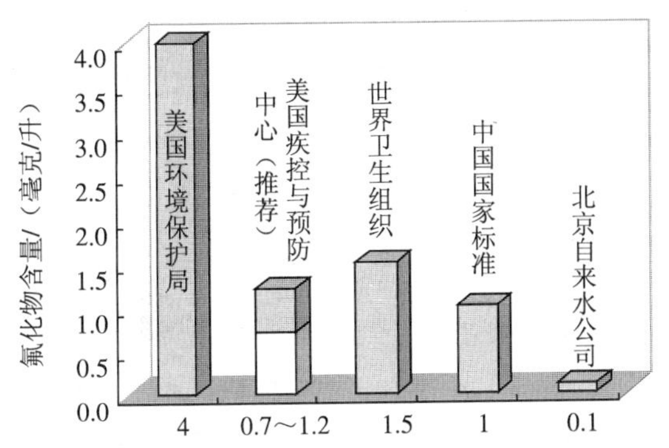

图 4-1　自来水中氟化物含量安全标准比较

13. 亚硝酸盐

在新《卫生标准》中未列出亚硝酸盐指标，只列出硝酸盐。虽然亚硝酸盐毒性大于硝酸盐，但两者可以相互转变，故在毒理学指标中只列出硝酸盐。硝酸盐中最常见的有硝酸铵、硝酸钠；亚硝酸盐有亚硝酸钠。

氨是蛋白质的分解产物，它也可以转变为硝酸盐、亚硝酸盐：

$$RCHNH_2COOH+O_2 \longrightarrow RCOOH+CO_2+NH_3$$

$$NH_4^++3/2O_2 \longrightarrow NO_2^-+H_2O+2H^+$$

$$NO_2^-+1/2O_2 \longrightarrow NO_3^-$$

亚硝酸盐可以和血红蛋白结合形成高铁血红蛋白。高铁血红蛋白不具有输氧功能，造成人体缺氧，严重时因窒息而死亡。亚硝酸盐还能透过胎盘进入胎儿体内，使胎儿发生畸变。

在正常情况下，地表水中硝酸盐的含量不高（0～18 毫克/升），但当受到化肥、人畜粪便等污染时含量会显著变大。氨氮是我国许多河流常见的超标物质之一，由于含氮化合物之间会相互转变，这一情况需要引起重视。

许多研究资料表明，亚硝酸盐可转变为亚硝胺，后者被认为是致癌物质。反应通式如下：

$$\begin{matrix}R_1 \\ R_2\end{matrix}\!\!>NH+HNO_2 \rightleftharpoons \begin{matrix}R_1 \\ R_2\end{matrix}\!\!>N{-}NO+H_2O$$

仲胺　亚硝酸盐　　　亚硝胺（通式）

R_1 和 R_2 代表有机基团（CH_3—，C_2H_5—）。

动物试验发现有 90 多种亚硝胺类化合物有致癌作用，其中最强的为二甲基亚硝胺和二乙基亚硝胺。亚硝胺主要引起肝、食道、胃等器官的肿瘤，也可诱发其他器官肿瘤。

我国在新《卫生标准》中硝酸盐的限值为 10 毫克/升。

上述 13 种物质都列入新《卫生标准》的毒理学指标中。此外，有研究表明，其他一些无机物，如石棉纤维对人体也有危害。有些常见无机物，如食盐在水中含量过高时也不宜饮用。苦咸水中含盐量很高时，需经脱盐才能饮用。

三、有机有害物

已知的化合物中有机化合物远远多于无机化合物。化学工业的迅速发展和化学品的广泛使用，大大增加了有机物进入水体的机会。世界上从水中检测出的有机物就有 2 000 多种。有机物已成为饮水安全的主要危险物。我国水源污染物的主要特点之一是 COD 超标。COD 的数值大小，基本反映水体被有机物污染的程度。

在我国新颁布的《生活饮用水卫生标准》中应检测的有机物有 53 种（类），均为毒理学指标。这些有机物大部分来自于工业废水和农田渗水，也有小部分来自于消毒过程。

1．氯代烷烃

烃是由碳、氢两元素组成的一大类化合物，又可分为烷烃、烯烃等。烷烃可用通式 C_nH_{2n+2} 表示，其中 n 代表分子中碳原子数，如甲烷（CH_4）、乙烷（C_2H_6）等。烷烃中的氢原子若被氯原子取代，就称为氯代烷烃，如三氯甲烷（$CHCl_3$）、四氯化碳（CCl_4）、二氯甲烷（CH_2Cl_2）、1,2-二氯乙烷（CH_2ClCH_2Cl）、1,1,1-三氯乙烷（CCl_3CH_3）。这些氯代烷烃都属于新《卫生标准》中被检测的毒理学指标，其中四氯化碳和三氯甲烷（俗称氯仿）作为常规检测项目，因其对人的健康危害较大。

（1）四氯化碳

四氯化碳常温下为液体，25℃时水中的溶解度为 800 毫克/升。新《卫生标准》中限值为 0.002 毫克/升，不少水厂出水含量可达 0.002～0.003 毫克/升。由于其溶解度较大，水源一旦受污染，浓度极易超标。

四氯化碳可以通过呼吸道、胃肠道及皮肤被人体吸收，其中肺的吸收比胃肠快。吸收后的四氯化碳可以分布到全身主要脏器。进入人体的四氯化碳对呼吸道、皮肤、肾、肝、胰脏产生毒害。急性中毒时因病人的肝脏受损而表现为黄疸。

四氯化碳致癌、致突变的研究亦有报道，IARC 将其列为 2B 类致癌物。所以，四氯化碳在饮水中有较严格的限值。

（2）1,2-二氯乙烷

乙烷（C_2H_6）中的两个氢原子被氯原子取代后便得到 1,2-二氯乙烷。其通常为液体，可作为溶剂和杀虫剂的原料。它由工业废水进入水体，因此在不少城市的自来水中检出。由于不易挥发和不易被微生物降解，地下水中可保留较长时间。

1,2-二氯乙烷可通过呼吸道、消化道、皮肤进入人体，对肝脏、肾和心血管系统产生毒害作用，并在其中蓄积。

IARC 将 1,2-二氯乙烷列为 2B 类致癌物。有些研究认为它还具有潜在的遗传毒性。

新《卫生标准》中 1,2-二氯乙烷的限值为 0.03 毫克/升。

（3）三氯甲烷

甲烷（CH_4）分子中有四个氢原子，若其中三个氢原子被卤素（氟、氯、溴、碘、砹的总称）原子取代，就称为三卤甲烷（通常以 THMs 代表）。三卤甲烷作为饮用水毒理学指标之一，其中有些常从水中检出，如氯仿（三氯甲烷）、溴仿（三溴甲烷）、二溴一氯甲烷（$CHBr_2Cl$）、一溴二氯甲烷（$CHBrCl_2$），在检测指标中单独列出，其中最主要的是氯仿。由于氯仿对人体的毒害作用以及它是氯气消毒的副产物，更引起特别的重视。

氯仿是三氯甲烷的俗称，分子式为 $CHCl_3$，常温下为液体，具特殊的芳香味，微溶于水。

氯仿进入人体后，可分布于肝脏、肾脏、肺、脂肪、血液及神经系统，因此会发生全身中毒并且会长时间起作用。氯仿是一种中枢神经的抑制剂，它会影响肝和肾的功能。氯仿中毒后出现昏迷，继而死亡。长期饮用含氯仿的水还会致癌。洗澡时水中的氯仿还会被皮肤吸收。

这里需要特别指出的是：水中的三氯甲烷可由常用于饮水消毒的氯气产生。长久以来，氯气被作为最主要的饮水消毒剂。然而，不幸的是 20 世纪 70 年代以来许多研究表明，用氯气消毒时氯还会与水中有机物，特别是一些天然有机物（如腐殖质）反应生成三氯甲烷。

由于氯气消毒过程产生可使人体中毒、致癌的副产物——三氯甲烷，所以在消毒材料方面人们不断寻找新的替代品，二氧化氯（ClO_2）被认为是优良的消毒剂。有人研究了氯、二氧化氯、臭氧作消毒处理后水中有机物致突变性的变化，对比表明，氯消毒后水样致突变性为臭氧的 3.2 倍，为二氧化氯的 1.6 倍。由于制造、保存、价格等方面的原因，目前氯仍为我国常用饮水消毒剂。因此，三氯甲烷在新《卫生标准》中被列为常规检测项目，限值为 0.06 毫克/升。

2. 氯代乙烯

这里介绍的氯代乙烯包括：氯乙烯（CH_2CHCl）、1,2-二氯乙烯（$CHClCHCl$）、1,1-二氯乙烯（CCl_2CH_2）、三氯乙烯（$CHClCCl_2$）、四氯乙烯（CCl_2CCl_2）。它们都被列入非常规检测的毒理学指标中，都可看作乙烯（CH_2CH_2）中的氢被氯原子取代后的产物。它们多为化工原料，有机会进入水体。

（1）氯乙烯

氯乙烯常温下为液体，是合成聚氯乙烯的原料。氯乙烯除直接进入水体外，还可由水中的三氯乙烯、四氯乙烯分解产生。聚合不好的聚氯乙烯水管中的氯乙烯也容易进入水体。

人体发生氯乙烯中毒后中枢神经系统受到抑制，还会引起肺、肝、肾充血。氯乙烯还可致癌，IARC 将其列为第 1 类致癌物。

氯乙烯在人体内可转变成氧化氯乙烯，后者经分子重排变为氯乙醛。氧化氯乙烯和氯乙醛都是高致突变、致畸形物质。

新《卫生标准》中氯乙烯的限值为 0.005 毫克/升。

（2）1,1-二氯乙烯

1,1-二氯乙烯常温下为液体，易挥发，易从土壤、水体中进入大气。它在水中的溶解度为 2 500 毫克/升。饮水中检出的浓度约为 0.001 毫克/升。它可以被人体的肠、肺、皮肤吸收，并在肺、肝、肾中蓄积。

1,1-二氯乙烯具有明显的致突变性，IARC 将其列为 3 类致癌物。1,1-二氯乙烯在体内代谢后变为氯乙酸，后者也有毒性。

新《卫生标准》中 1,1-二氯乙烯的限值为 0.03 毫克/升。

（3）四氯乙烯

四氯乙烯常温下为液体，挥发性高，广泛分布于环境中。在水中浓度很低，微生物可将其转变为二氯乙烯、氯乙烯和乙烯。

四氯乙烯由于对中枢神经的抑制而发生急性中毒。有的研究者认为四氯乙烯是一种肿瘤启动剂。

IARC 将四氯乙烯列为 2A 类致癌物，而将三氯乙烯列为 3 类致癌物。新《卫生标准》中四氯乙烯的限值为 0.04 毫克/升，三氯乙烯的限值为 0.07 毫克/升。

3. 苯

苯常温下为液体，具有特殊的芳香味。列入新《卫生标准》中的还有甲苯、乙苯、二甲苯，它们是苯环上的氢原子被烷基（CH_3—，CH_3—CH_2—）取代后的产物。由于苯的应用广，对人体的危害大，新《卫生标准》中其限值为 0.01 毫克/升，比其他三种烷基苯要低得多。此处只介绍苯。

水体中的苯主要来自含苯工业废水以及从空气中溶入的苯。苯虽在水中溶解度很小，但在许多国家的饮用水中还是检测出了苯。

人体摄入的苯分布于体内许多部位，可直接从呼气中排出。它也可以在体内转变为酚、邻苯二酚，然后从尿中排出。

慢性苯中毒将引起造血组织改变；急性苯中毒损伤中枢神经，摄入大剂量的苯会引起全身出血并导致死亡。与苯长期接触还会患白血病。苯对人体的致癌性已有充分的证据，IARC 将苯列入 1 类致癌物。

4. 氯苯

氯苯是指一类化合物，它包括一氯苯（通常简称氯苯）、二氯苯（1,2-二氯苯、1,3-二氯苯、1,4-二氯苯）、三氯苯（1,2,3-三氯苯、1,2,4-三氯苯、1,3,5-三氯苯）和四氯苯（1,2,3,4-四氯苯、1,2,3,5-四氯苯、1,2,4,5-四氯苯）。

（1）一氯苯

一氯苯可用作溶剂和化工原料，在许多地面水中均可检测到，浓度可达 0.01 毫克/升。一氯苯还会在饮用水加氯消毒时生成。

一氯苯进入人体后会抑制中枢神经，还会对呼吸系统产生刺激作用，它也可以进入脂肪组织。一般不发生急性中毒。新《卫生标准》中其限值为 0.3 毫克/升。

（2）二氯苯

氯苯虽然种类不少，但毒理学研究的较多的只有一氯苯和二氯苯。由于二氯苯应用较广，在地面水、饮用水中均可检测到。

二氯苯进入人体后可分布在肝脏、肾脏和肺中，尤其在脂肪中易富集。二氯苯会损伤许多器官，会产生厌食、恶心、头痛等症状。它还可引起贫血、皮肤过敏，还可导致脾大、黄疸等疾病。

二氯苯被认为是可疑致癌物。新《卫生标准》中 1,4-二氯苯限值为 0.3 毫克/升，1,2-二氯苯限值为 1 毫克/升。

5．挥发酚

酚是苯分子中的氢原子被羟基（OH—）取代后生成的一类化合物，它们在自然界为数不少。挥发酚是指能与水蒸气一起挥发的酚类化合物。挥发酚主要包括苯酚（C_6H_5OH）、甲酚（$CH_3C_6H_4OH$）。

挥发酚虽然被列入感官性状和一般化学指标（以苯酚计），但有几点需要特别提出。

- ❖ 苯酚的来源和应用特别广，如炼焦工业、石油工业都可以产生苯酚。它可用在塑料制造、消毒、防腐等方面。由于苯酚较易溶于水，工业废水中苯酚含量有时高达数千毫克/升。不少地下水、地面水均可检测到苯酚。有些河段（如黄河渭河支流）酚含量曾高达 106 毫克/升。
- ❖ 在氯化消毒过程，苯酚还可转变为氯酚。
- ❖ 苯酚污染的水具有异臭、异味，具有不良的感官性状。苯酚还可导致人中毒。急性中毒可引起头痛、耳鸣。苯酚进入人体后使体内细胞蛋白质变性，对呼吸道有刺激作用。苯酚还可通过皮肤进入人体，损害肺、肝等脏器，甚至造成死亡。
- ❖ 苯酚还有弱的致癌性。

新《卫生标准》中限值为0.002毫克/升。

6. 氯酚

氯酚包括一氯酚（2-氯酚、4-氯酚）、二氯酚（2,4-二氯酚、2,6-二氯酚）、三氯酚（2,4,6-三氯酚）、四氯酚（2,3,4,6-四氯酚）、五氯酚。其中，2,4,6-三氯酚和五氯酚被列入非常规检测毒理学指标。实际上，氯酚类既对人感官不适，亦具有不同的毒性。

（1）2,4,6-三氯酚

2,4,6-三氯酚除随工业废水排入水体外，当用氯消毒时，氯或次氯酸根与酚类作用也可生成。在很低的浓度时就可嗅到其臭味。

2,4,6-三氯酚对人体有致癌性，IARC将其列为2B类致癌物。新《卫生标准》中限值0.2毫克/升。

（2）五氯酚

五氯酚广泛用作防腐剂、杀虫剂。使用这种物质的地区，在地表水中常被检测到。在氯酚类物质中五氯酚毒性较大，中毒后表现为多汗、口渴、体温升高、呼吸加快，最终死亡。IARC将其列为2B类致癌物。新《卫生标准》中限值为0.009毫克/升。

7. 丙烯酰胺

丙烯酰胺的聚合物（聚丙烯酰胺）可用作水处理絮凝剂。水中的丙烯酰胺来自于工业废水或絮凝处理后的残留物。

IARC将丙烯酰胺列为2B类致癌物。新《卫生标准》中其限值为0.000 5毫克/升。

8. 苯并(a)芘

苯并(a)芘属于多环芳烃，其分子中含有两个或两个以上的苯环。除苯并(a)芘外，从水体中检出的还可能有苯并(ghi)芘、茚并(1,2,3-cd)芘、荧蒽、苯并荧蒽、苯并(k)荧蒽等。在水中，这些物质常常几种同时存在。它们在人体中因具有脂溶性，广泛分布于脂肪中。多环芳烃对人体危害大，其中人们对苯并(a)芘的研究较多。

苯并(a)芘是多环芳烃中最强的致癌物之一。试验证实，它还具有致突变性。IARC将其列为2A类致癌物。新《卫生标准》中其限值为 0.000 01 毫克/升。

9．微囊藻毒素-LR

微囊藻毒素是地面水中的蓝藻产生的毒素。这些毒素中微囊藻毒素-LR 是最早认识的一种。

许多水源水中都有微囊藻毒素-LR，通过饮水它可以进入人体。国内有些地方发现肝癌发病率与饮用水有关，在这些水中检测出微囊藻毒素-LR 的机会多。新《卫生标准》中其限值为 0.001 毫克/升。

10．甲醛

甲醛在常温下为气体，它可作为化工原料、杀菌剂、防腐剂。饮用水中的甲醛主要来自工业废水。对污染的水源用臭氧消毒时也能将水中腐殖质氧化为甲醛。

研究表明，甲醛具有致突变性和促癌活性。IARC 将其列为 2B 类致癌物。新《卫生标准》中其限值为 0.9 毫克/升。

11．农药

列入新《卫生标准》中的非常规检测项目的农药有 17 种。与旧《卫生标准》比较，农药是增加得较多的一类有毒物。

农药进入水体的主要途径有：❶ 为了控制水体中有害生物（如蚊虫、钉螺等）直接施入；❷ 从含有农药的土壤中迁移而来，迁移方式有地面径流和通过土层渗入地下水；❸ 农药厂排放的废水，此种情况最为严重，污染物浓度较高，会导致严重的水污染事件发生。

人体可以从饮水中直接摄入农药，也可以通过水中生长的鱼虾等食物食入。

农药中有机物居多，主要分为有机氯农药和有机磷农药。有机氯农药常在地表水中发现。

（1）滴滴涕（DDT）

滴滴涕是英文名称 Dichloro diphenyl trichloroethane 译名的缩写，学名为双对氯苯基三氯乙烷，它有多种异构体，是使用较早的一种农药。由于其难以降解，又有较大的危害，因此许多国家已禁止生产，我国也限制生产。滴滴涕目前只用于控制某些疾病。

滴滴涕难溶于水，但在环境中却分布很广，几千米高空的飘尘和遥远的南极雪水中均可找到。

滴滴涕极易富集于鱼类的体内。鱼体内其含量常比鱼生活的水中含量高出 1 000 倍以上。作为食物链末端的人体中累积的浓度比最初水体浓度高出数百万倍，真是异乎寻常的生物放大。

滴滴涕影响人类神经的细胞膜，摄入较多时还会使肝细胞坏死。滴滴涕在体内通过胎盘和人乳将其影响留给下一代。

IARC 将滴滴涕列为 2B 类致癌物。新《卫生标准》中其限值为 0.001 毫克/升。

（2）2,4-滴

2,4-滴的化学名称为 2,4-二氯苯氧乙酸。它被广泛用作除草剂和植物生长调节剂。它可少量溶于水。

2,4-滴对生物有毒性。IARC 将其列为 2B 类致癌物。新《卫生标准》中其限值为 0.03 毫克/升。

（3）七氯

七氯的化学名称为 1,4,5,6,7,8,8-七氯-3,4,7,7-四氢-4,7-甲撑茚。它主要用作杀虫剂，对人体有毒害作用，若在体内转变为环氧七氯，后者毒性更大。

IARC 将其列为 2B 类致癌物。新《卫生标准》中其限值为 0.000 4 毫克/升。

（4）六氯苯

六氯苯可用作杀虫剂、杀菌剂和化工原料。动物试验中发现其可促进肿瘤生成和致癌。IARC 将其列为 2B 类致癌物。新《卫生标准》中其限值为 0.001 毫克/升。

（5）林丹

六六六（分子中有六个碳原子、六个氢原子、六个氯原子的环状化合物）是过去使用较广的农药，它是四种异构体的混合物，现已禁止生产。林丹是六六六的丙种异构体，主要用作杀虫剂。

IARC 将林丹列为 2B 类致癌物。新《卫生标准》中其限值为 0.002 毫克/升。

（6）对硫磷

对硫磷的化学名称为 0,0-二乙基-0-（对硝基苯基）硫代磷酸酯。它可溶于水，是一种广谱杀虫剂，具有强烈的臭味，属高毒农药。人体中毒后，会产生头痛、乏力、食欲不振、肌束震颤和瞳孔收缩等症状。

新《卫生标准》中其限值为 0.003 毫克/升。

除上述农药外，列入新《卫生标准》中的还有灭草松、百菌清、溴氰菊酯、六六六、马拉硫磷、甲基对硫磷、呋喃丹、毒死蜱、草甘膦、敌敌畏、莠去津、乐果，列入 WHO《饮用水水质准则》中的还有艾氏剂和狄氏剂，这些均为有机氯农药。

12. 其他有机有害物

新《卫生标准》的参考指标中列入了 30 种影响人体健康的其他物质。此处列举几种限值较低的有机物。

（1）二噁英

二噁英是一类三环芳香族化合物，容易在垃圾焚烧后产生。具有毒性，其中 2,3,7,8-四氯二苯并对二噁英（2,3,7,8-TCDD）毒性最强。其参考限值为 0.000 000 03 毫克/升。

（2）四乙基铅

四乙基铅是一种含铅有机化合物，为无色油状液体，性剧毒，容易被皮肤吸收。其参考限值为 0.000 1 毫克/升。

（3）多氯联苯

多氯联苯因耐酸、耐碱、耐热、耐腐蚀、不易燃、绝缘性好等特点，在工业上被广泛应用。一旦污染环境，易发生生物富集。人摄入后对生殖系统、免疫系统、神经系统、内分泌系统均产生影响。其参考限值为 0.000 5 毫克/升。

（4）多环芳烃

多环芳烃是一大类化合物，在其分子结构中有四个以上的环。人摄入会发生癌变。其参考限值为 0.002 毫克/升。

（5）邻苯二甲酸二丁酯

邻苯二甲酸二丁酯常用作塑料增塑剂，易从塑料中蒸发或溶出。动物试验表明会影响器官和生殖机能。参考限值为 0.003 毫克/升。

除上述五种外，2-甲基异莰醇、氯化乙基汞、土臭素、黄原酸丁酯等的参考限值都比较严格。

（6）有机锡

有机锡化合物的通式为 R_nSnX_{4-n}（R 代表烷基或芳香基，$1 \leqslant n \leqslant 4$，X 代表阴离子基团，如卤素离子、氢氧根离子等）。饮用水中有机锡污染的来源之一是输水系统中的 PVC 管材。PVC 管材中通常含有有机锡稳定剂，如一甲基锡（MMT）、二甲基锡（DMT）、一丁基锡（MBT）、二丁基锡（DBT）等，而有机锡会从 PVC 管材中沥出。水环境中有机锡污染是由船舶的含有三丁基锡（TBT）和三苯基锡（TPhT）的防污油漆而引起。有机锡化合物也是内分泌干扰物质，这些物质会影响生物最基本的生殖功能，干扰荷尔蒙分子，造成生长和遗传方面的不良后果。

四、致病微生物

人类所患的许多传染病是由水中的致病微生物引起。这些微生物包括细菌、病毒和病原虫。

水中引起传染病的细菌有致病性大肠杆菌、伤寒杆菌、霍乱弧菌、小肠结肠炎耶尔森菌、志贺菌属、空肠弯曲杆菌等；病毒有腺病毒、脊髓灰质炎病毒、艾奇病毒、呼肠弧病毒、肝炎病毒、轮状病毒、诺沃克病毒等；病原虫主要有痢疾阿米巴虫、隐孢子虫、蓝氏贾第鞭毛虫、结肠小袋纤毛虫等。

致病微生物引起的传染病有伤寒、霍乱、细菌性痢疾、脑膜炎、心肌炎、肝炎、肺炎、肠胃炎、血吸虫病等。饮用了被病原体污染的水就会引起传染病流行。

致病微生物来自于受污染的水，如未经处理的生活污水、医院废水等。

目前饮用水常规指标中微生物指标有四项：菌落总数、总大肠菌群、耐热大肠菌群、大肠埃希氏菌。

菌落总数：菌落总数可以反映饮水的净化消毒效果。新《卫生标准》中规定每毫升水中不得超过 100 CFU。菌落总数增多，说明水被有机物污染，但不能说明污染的来源和安全程度。

总大肠菌群：新《卫生标准》中规定饮用水中不得检出大肠菌群（MPN/100 毫升）。大肠菌群和病原菌的生活习性及环境中的存活时间基本相同。若水中存在大肠菌，就表明受到粪便的污染，并可能存在病原菌。

耐热大肠菌群、大肠埃希氏菌：新《卫生标准》规定在 100 毫升水样中不得检出。

加氯消毒是 20 世纪最主要的饮用水消毒方法。消毒以后，水中留有少量氯，称为余氯。水中余氯的存在可以阻止微生物繁殖，但是一些调查发现，即使余氯达到 2.5 毫克/升，给水管网中仍有相当数量的细菌存在。新《卫生标准》中规定管网末梢出水余氯不应低于 0.05 毫克/升。

五、放射性指标

放射性物质可以从许多方面进入水体。如宇宙射线产生的放射性，可随雨水进入水体；岩石、土壤中的放射性物质可通过径流进入水体；核试验、核电站、医院均可产生放射性物质。

放射性物质可以放射出损害人体的射线。这些射线除伤害人体外，还会产生遗传效应，使后代也受害。

具有天然放射性的元素（常称为放射性核素）主要有铀—238（或写作 ^{238}U）、钍—232、镭—228、镭—226、钚—210、碘—131、硫—90、磷—32、氢—3 和钾—40；人工放射性元素有锶—90 等。在我国北方许多地区水源水中铀、镭含量较高。

新《卫生标准》中放射性指标只列入总α射线放射性和总β射线放射性，给出了它们的指导值（不是限值），总α射线放射性为 0.5 贝可/升，总β射线放射性为 1 贝可/升。有些地区的地下水中含有放射性氡，其放射性弱，易从水中逸出，不过，应注意还会从空气中被人体吸入。

六、内分泌干扰物

近 20 年来发现存在于环境（水、大气）中的许多化学物质，不是直接作为有毒物影响身体，而是干扰人体（包括其他动物）的内分泌，起着某种激素的作用，这些化学物质通常称作内分泌干扰物（Endocrine Disruptors，EDs）或内分泌干扰素，也称作环境激素。

国外对内分泌干扰物已研究得较深入，我国尚处在初级阶段。

在国内外的许多水体中，均发现内分泌干扰物的存在，由于它的危害殃及后代，因此引起各国相关学者的高度重视。

应该指出，导致内分泌失调或紊乱的原因是多方面的（化学物质、社会原因），本书介绍的只是环境中的化学物质对内分泌的干扰及其所产生的危害。

1. 内分泌是重要的生理过程

人体的内分泌腺有甲状腺、胰腺、卵巢、睾丸、肾上腺等，它们可以分泌出叫做激素的物质。如甲状腺分泌甲状腺激素，它可以加速人体的代谢，控制人的生长，缺乏时会患侏儒症，过量时患肥大症；胰腺分泌胰岛素，可降低血糖，缺乏时会患糖尿病，过量时会患低血糖症；卵巢分泌雌激素，使人雌性化，缺乏时导致生殖器异常，过量时会出现女性病变（如患乳腺癌）。上述腺体所分泌的激素可以进入人体血液循环，经血液流到人体的特定组织而发挥作用。

激素是控制生命过程的重要物质，对人的生长、发育、免疫和生殖起着重要的作用。正常的内分泌是人体重要的生理过程，它的紊乱，将对人的一生及生育后代带来严重的后果。

2. 内分泌干扰物的危害性

内分泌干扰物对人类最大的危害是影响生殖、发育。主要表现在以下方面：性器官退化，甚至雌性动物雄性化，导致生殖紊乱；出现早熟、不孕；出生缺陷，造成先天性畸形，如视力、听力、语言等方面的残疾；出现人体形态异常，如少胳膊、双头、多指，多器官，一人三肾等。据 1940 年以来的调查分析，人类的生殖能力不断下降，不孕不育者增多，这是由于内分泌干扰物引起睾丸发育不健全，出现永久性性功能障碍。同时，胎儿、婴儿疾患也增多。

由于环境激素的干扰，人的免疫系统受到影响。受干扰者免疫功能下降，怀孕妇女患天花、脊髓灰质炎、流感等的概率增大；婴儿也有类似现象。内分泌干扰物还导致患癌机会增多，发病率较高的乳腺癌即与此有关。

内分泌干扰物还对神经系统产生影响，受害者智商降低。许多情况下，内分泌干扰物对雄性动物的影响更大，雄性退化更为严重。

内分泌干扰物损害着人类的正常遗传链，西方有些发达国家，约 20%的夫妇苦于没有孩子。无怪乎美国学者 Colborn 宣称内分泌干扰物“盗窃了我们的未来”。

3. 已知的内分泌干扰物

已经查明的内分泌干扰物超过 100 种，涉及许多工业用品、农业用品、生活用品及医用品，如塑料、树脂、农药、除垢剂、洗涤剂、染料、涂料、食品添加剂、化妆品、避孕药品等。

下面介绍一些已确定或可疑为内分泌干扰物的化学物质，其中许多是环境雌激素。

（1）邻苯二甲酸酯（PAEs）

主要来自塑料制品。有明显的生殖毒性和很强的“三致”性。由于塑料使用极为广泛，它所释放出来的邻苯二甲酸酯很容易从环境中进入人体，女性最易受害。调查发现，塑料制造厂中的妇女因长期接触，受孕率下降，流产率升高。

（2）二噁英类

包括多氯二苯并二噁英和多氯二苯并呋喃。垃圾焚烧时常产生此类物质。它们的毒性很强，进入人体后，除使免疫力降低、引发癌症外，还可以引起肝中毒，有明显的生殖毒性，会严重影响神经，造成大脑障碍、头痛、失眠，还使智力下降。

（3）双酚 A

它是制造环氧树脂、聚碳酸酯、聚砜的原料，在工业废水中已有发现。

人体中的雌激素主要有雌酮、雌二醇和雌三醇，由人体的卵巢分泌。环境中具有雌激素活性的物质干扰人体正常内分泌，它们在人体中的出现，使人体性激素分泌量减少、性激素活性下降，男性精子数量减少（常由每毫升 1.13 亿减至 6 600 万左右），新生婴儿成活率降低，后代发育不良。这类物质除邻苯二甲酸酯、二噁英、双酚 A 外还有壬基酚、多氯联苯、DDT 以及重金属汞、铅、镉。

相当一部分农药是内分泌干扰物。DDT 及其代谢产物对人类的生殖、发育的影响非常明显，当其进入人体后，妇女流产的概率增多（在流产妇女的血清中 DDT 含量高于正常妇女）；哺乳期的时间从 7 个多月缩短至 3 个多月。

除 DDT 外，七氯、硫丹、六六六、对硫磷、马拉硫磷、2,4-滴、除草醚、毒死蜱、代森锌、狄氏剂等。此外，苯丙(a)芘、有机锡、苯乙烯、五氯苯酚、六氯苯、呋喃等农药都有环境激素的作用。

第5章 水中对人体有益的元素

理论和经验都告诉人们：有害和有益是相对的。第四章中提到的氟就是一个例子。人体需要一定量的氟，但摄入过多会引起中毒，类似的元素还有铬。在饮用水中如何划分有益和有害元素，应根据其毒阈浓度和其在人体中的作用而定。许多元素为人体所必需的，在一定浓度范围内对人体有益，而超过一定浓度范围将会危害健康。

人体所需元素主要由食物和水提供。有些研究表明：水中溶解性矿物质要比食物中的更容易被人体吸收。

一、元素在人体内的含量与分布

1. 元素在人体内的含量

已发现的元素有112种，其中地壳中天然存在的有90余种，它们几乎也都存在于人体中，其含量和地壳中的丰度规律基本一致。

按元素在人体内的含量可分为常量元素和微量元素。常量元素有氧、碳、氢、氮、钙、磷、硫、钾、钠、氯、镁11种，占人体重量99%以上。微量元素主要有铁、氟、锌、铜、钒、铬、硒、锰、碘、钼、镍、钴、硅、硼等，这些微量元素都是人体必需的；另外还有一些微量元素在人体内存在，并非必需。

2. 元素在人体内的化学形态

元素在人体内大致有以下几种化学形态：

（1）离子形式

主要有钾（K^+）、镁（Mg^{2+}）、钠（Na^+）、钙（Ca^{2+}）、氯（Cl^-）。它们以自由离子的形式存在于细胞内部和细胞外部的营养液中。因其带电和细胞内外浓度不同，可以发挥电化学功能和传递信息功能。

（2）小分子形式

主要有氟、氯、溴、碘、铜、铁、镁、钒、镍、砷、硼、硒、汞、硅等。

（3）大分子形式

主要有钾、钠、镁、铁、铜、锌、镍、铬、钴、锰、钼、氯、碘、硒等，它们与蛋白质结合，成为大分子的一部分。这种大分子化合物有：金属激活酶、金属酶、金属蛋白质。

（4）机体结构物质

主要有钙、镁、钡、锶、硅、磷、氟，这些元素成为人体某一器官或组织的组成物质，有时称为无机结构物质，如构成骨骼、牙齿的磷酸钙[$Ca_3(PO_4)_2$]。

可以看出，微量元素（包括个别常量元素）在人体内的化学形态是多样的。它们活跃在人体的各个角落，发挥着重要的生理作用。有几种微量元素在人体内还可以多种化学形式存在。

3. 微量元素的生理功能

微量元素虽然只占人体重量的约 1%，但在人体内却具有特殊的生理功能，不是可有可无，而是必需。微量元素主要有以下作用。

（1）微量元素是人体内几种酶的激活剂

酶是一种特殊的催化剂，它可以加速生物体内的化学反应。所以酶常称为生物催化剂。人体内的生化反应，无酶时几乎不能进行，有酶参与时反应速率可提高千万倍（提高 10^8～10^{20} 倍）。

不少酶中含有一种或几种微量金属离子，如 Na^+、K^+、Ca^{2+}、Mg^{2+}、Zn^{2+}、Mn^{2+}等。酶如果失去其中的金属离子，就会丧失催化活性。也有一些酶，其中的金属离子主要是维持酶的空间构象。

一般情况下，酶的催化作用是专一的，一种酶只催化一种生化过程。在多种酶的共同作用下完成生物体内多样的生化过程，维持着生命的延续。

（2）微量元素参与激素在人体内的作用

激素是人体内分泌腺（如甲状腺、胰腺）分泌的微量化学物质，进入血液转运到作用的细胞或器官，调节细胞或器官的代谢。微量元素是某些激素的组成部分，它促进激素调节人体生理机能。

（3）将氧输送到人体全身

微量元素铁可以结合于血红蛋白中，形成含铁血红蛋白。含铁血红蛋白通过特殊传递作用将氧输送到人体的每一个细胞中。缺铁性贫血时，因血液携氧能力降低，会使人体器官组织缺氧。

（4）微量元素影响核酸的代谢作用

影响核酸代谢作用的微量元素有铁、锰、铜、锌、镍、铬等。

核酸有两种：一种叫脱氧核糖核酸（DNA）；另一种叫核糖核酸（RNA）。

DNA 是遗传信息的载体，所有的基因都在 DNA 上线性排列。

DNA 的复制、修复和重组，是一个按照很复杂的机制、遵循一定严格顺序进行的过程，需要许多酶和蛋白质参与。锌在 DNA 聚合酶和 RNA 聚合酶中发挥关键作用。

二、人体中必需的微量元素

人体必需的微量元素中铬和氟因其对人体明显的双重影响已在第四章中作了介绍。本节介绍的微量元素包括铁、锌、锂、锶、锰、铜、钼及硒、碘、硅。

1. 铁

铁通常有三价（Fe^{3+}）和二价（Fe^{2+}）两种形态。几乎所有生物体都需要铁。人体中铁约占体重的 0.004%，可分为两部分：一部分是人体必需的铁，存在于血红蛋白（约占 75%）、肌红蛋白和细胞酶中，每千克体重约含 35 毫克；另一部分为机动的铁，以铁蛋白和含铁血黄素形式存在，每千克体重含 0～20 毫克。

铁有重要的生理功能，与血的关系非常密切。铁是血红蛋白和 70 余种酶的组成元素。铁与细胞内的生物氧化作用有密切关系。人体造血需要铁。没有铁，血红蛋白就无法生成，氧的输送和血液循环就无法进行。所以，铁缺乏时红细胞生成受到损害，红血球和血红蛋白含量降低，严重时出现缺铁性贫血。

铁在保持免疫功能方面也有重要作用。人体内含铁正常时，神经系统就能维持良好的功能，人会保持良好的记忆和思维状态。

缺铁除引起贫血外，还会导致头痛、头晕、大脑反应迟钝、消化系统紊乱、口腔黏膜发炎、头发易脱落等症状。

正常人每日应摄取铁 14～16 毫克。美国科学院推荐成年男人每日摄入铁 10 毫克，成年女人每日摄入铁 18 毫克。人体吸收的铁主要来自于水和食物。水中的无机铁盐可被人体摄入。

饮用水中如果含铁量过高，不仅使水带色，还会使水带铁锈味。铁过多也会使人产生恶心、呕吐，影响肠胃功能。新《卫生标准》中其限值为 0.3 毫克/升。

2. 锌

锌是最引人注意的有益微量元素之一。

锌是人体内某些酶的组成部分。人体内约有 20 种含锌酶和需要锌激活的酶，如碱性磷酸酶、醇脱氢酶、碳酸酐酶、乳酸脱氢酶、谷氨酸脱氢酶、羧酞酶以及大肠杆菌中的 RNA 聚合酶和 DNA 聚合酶。锌还能激活多种对生命很重要的激素。锌能增强创伤组织的再生能力，加速溃疡、痤疮、外伤愈合。

在细胞迅速分裂、生长或合成蛋白质期间，缺锌会对全身系统产生不利影响，尤其是生殖过程。缺锌的综合症主要表现为骨骼生长缓慢、性腺机能减退、肝脾肿大。锌在核酸和蛋白质代谢中起关键作用，它的有无会影响到免疫系统。缺锌还表现为人对氮和硫的利用不良。缺锌引起的疾病主要有侏儒症、糖尿病、高血压及第二性征发育不完全等。缺锌还会引起食欲降低。

锌对儿童的生长更为重要。1973 年 WHO 推荐少儿摄入锌每天不少于 20 毫克。缺锌儿童饮用含锌矿泉水是有益处的。

我国天然水中含锌量为 0.002～0.330 毫克/升。水中含锌量过高会有不适味道。水生动物易吸收锌，故水产品中含锌量高。

锌摄入量过大会引起头晕、呕吐、腹泻。新《卫生标准》中其限值为1.0毫克/升。

3. 锂

锂在天然水中平均含量为2×10^{-9}，矿泉水中一般可达5×10^{-9}，有些地方更高一些，如甘肃省洛门县矿泉水中锂含量高达7.6×10^{-7}。Li^{+}由于水化能高，易溶于水，常随水迁移。

锂在人体内可以置换钠，阻碍钠的吸收，影响体液及细胞内钠、钾的分布和平衡。体内钠过多会引起高血压等心血管疾病。所以，饮用水含锂高的地区，心血管疾病死亡率较低。

锂对中枢神经活动有调节作用，可以安定情绪。锂还有生血刺激作用，能改善造血功能，使中性白细胞增多及吞噬作用增强。

4. 锶

锶是骨骼和牙齿的正常组成部分，对骨和牙的钙化是不可缺少的。锶可参与钙的代谢，含量低时会产生龋齿。锶还具有预防高血压的功能。

5. 铜

铜是人体的必需元素。人体缺铜，骨质会受影响。缺铜还会引起大量内出血。

酪氨酸酶是一种含铜的酶，它可以催化酪氨酸形成黑色素。缺铜时此酶活性降低，使黑色素生成减少，从而导致皮肤和毛发的颜色变浅变白。研究表明，白癜风患者的血清中铜含量明显低于健康人，血液中酪氨酸含量也比正常人少。这都充分说明缺铜是白癜风的主要病因。

长期饮用铜含量过高的水，心血管病的死亡率会升高。

6. 锰

锰占人体重量的0.003%，主要分布在心脏、肝脏和肾脏中。它是多种酶（精氨酸酶、丙酮酸羧化酶、超氧化物歧化酶等）的组成部分。它又能激活辅醇酶、醛缩酶及脱羧酶、水解酶、转移酶。这些酶参与人体的糖、脂肪、蛋白质和核酸代谢，调节血液中葡萄糖含量。锰参与人体的氧化磷酸化过程，还影响人体的生长，与钙、磷代谢有关，缺锰使骨骼发育异常。

人体缺乏锰时还会发生动脉粥样硬化，造成心血管系统紊乱，出现肌肉痉挛以及乳腺方面的疾病。

当水中锰的含量超过 0.1 毫克/升时，会产生令人不愉快的味道。过量的锰还会影响中枢神经系统，出现颓废、智力减退等中毒症状。锰过量还会增加肿瘤发生的机会。新《卫生标准》中其限值为 0.1 毫克/升。

7. 钼

钼在人体内起着电子转运站的作用，参与人体内的能量交换过程。与染色体有关的酶，如黄嘌呤氧化物体系中含有钼。钼影响铜的代谢。

钼可以保护视力和心脏，可以防止心血管疾病和肝癌的发生。

8. 硒

硒是近几年人们特别关注的元素，对人体具有多种有益功能，人类生命活动必不可少。硒是一种强的抗氧化剂，其作用与维生素 E 相似，参与好氧性氧化过程，可以消除体内的过氧化物。

在人体酶系统和血液正常循环中硒起着重要作用。谷胱甘肽过氧化物酶是一种含硒的酶，硒缺乏时这种酶就缺乏。

硒还能刺激抗体产生，对细胞膜结构有保护作用。

许多研究表明，硒缺乏可诱发多种癌症，如胃癌、肝癌、直肠癌、前列腺癌等。硒可以防癌，使血液中的抗体含量增加。硒还可以防止血压升高和血栓形成，可以预防克山病、大骨节病、放射性辐射和性功能衰退，还能防止关节炎、肝病及不育症等。

在人体内硒可以与其他元素相互影响，如硒存在时可减轻汞、砷的中毒，而砷也可减少硒的毒性。

淡水中硒含量为 0.02～10.0 微克/升。土壤中硒含量低时为缺硒土壤，人易患克山病。

在新《卫生标准》中硒被列入毒理学指标中，限值为 0.01 毫克/升。硒摄入过量时会发生中毒，出现头发和指甲变脆、皮肤损伤及神经紊乱等症状。国外报道，儿童由于摄入硒过量而导致呕吐、腹泻、抽搐。

9. 碘

碘是人体必需的微量元素，可从饮水或碘盐得以补充。人体约 87%的碘分布在甲状腺中，它是甲状腺素不可缺少的成分。缺碘的典型症状是大脑发育落后和甲状腺肿大，但是体内碘过量也会导致高碘性甲状腺肿，同样会对健康产生不利影响。

10. 硅

硅在骨骼钙化过程中具有重要作用，参与早期骨的形成，影响骨骼钙化速度。

硅在水中有多种化学形式，其中偏硅酸是矿泉水的重要指标之一。偏硅酸的化学式为 H_2SiO_3，在水中溶解度很小。偏硅酸对心血管、胃有保健作用。在英国流行病学调查中发现：含硅高的硬水地区冠心病死亡率低，含硅低的软水地区死亡率高。我国吉林省在地方病调查中发现：在甲状腺肿、大骨节病和克山病患区中，凡长期饮用含偏硅酸泉水的村庄无一例患者。

三、水中钙、镁、钠、钾与人体健康的关系

1. 钙与镁

钙是构成人体的重要元素，并且是人体内含量最多的五种元素之一。成人体内钙含量约为 1 200 克，占人体重量的 1.5%～2.0%。大约 99%的钙分布在骨骼中，1%的钙存在于细胞外液和软组织中。

人体骨骼中的钙并非一成不变，而是不断地进行代谢，每天更新约 700 毫克，损失和吸收处于平衡。人体钙的亏损开始于 50 岁左右，女人亏损的速度较男人快。

骨骼中的钙以磷酸三钙和羟基磷酸钙的形式存在。钙对于神经和肌肉的应激性、心脏的正常搏动、血液凝固和体内各种膜的完整性是必需的。

人体中血清钙含量非常恒定，约为 10 毫克/100 毫升。血清钙含量的变化维持在一个小范围内，含量低时由骨骼释放补充，含量高时贮存于骨骼中或排泄掉。血清钙 60%是离子化的。血清中离子化的钙如果明显减少，会引起手足抽搐（通常称抽风）。缺钙会使骨质生长不良，但增加过多会影响心脏和呼吸，也会使肌肉和神经迟钝。成人每天需要补充 0.7 克，小孩约 1 克，妊娠妇女约 1.5 克。

钙还是许多酶的激活剂。

镁也是骨骼和牙齿的重要成分之一。人体中的镁与血压、心肌功能都有关。镁缺乏会使心肌坏死，出现眩晕、乏力等症状。

钙、镁、硅等是构成水硬度的元素，其中钙是最常见的。硬度是饮用水的水质指标之一，通常用每升水中所含碳酸钙的毫克数表示，新《卫生标准》中其限值为 450 毫克/升。

水的硬度与许多疾病有关。

（1）水的硬度与心血管病

20 世纪 60 年代，一些科学家开始研究心血管病（心脏病、中风、高血压）的地区分布，发现饮用水硬度与心血管病发病率呈现负相关，即饮用水中硬度越高，居民心血管发病率就越低。这种相关性不排除还有其他因素起作用，但硬度的作用则是肯定的。

1979 年，国外学者库斯托克（Comstock）总结了许多研究成果后得出结论：水的硬度与心血管病死亡率间的相关性是存在的，而且是很明显的。喝软水比喝硬水易得心血管病。康斯托克分析其原因时还指出：这可能是某种基本元素缺乏或某种有毒元素过多。另一些人的研究也表明，当水中钙离子多时人体易吸收钙，钙离子少而铅离子（或其他金属）多时人体易吸收铅，这种含量之间的关系应引起重视。

在防止心血管病方面，饮用水中的钙和镁有相同的作用。不过人体需要的钙，只有 15%～20%来自于水，故饮用水中的钙不会直接对心脏和血管发生重大影响。

（2）水的硬度与骨质疏松

人随着变老，体内的器官功能亦减退，特别是骨质易疏松。骨质疏松后骨组织变薄、失去弹性、强度降低，因此容易发生骨折，招致身高变矮和身体弯曲。这种现象的发生主要是由于骨组织失去了钙元素。

妇女更应注意骨质疏松问题，因为妇女骨组织密度下降速度比男人要快些，60～65 岁时多数妇女骨组织密度仅为一生最高值的 70%。妇女每天需 1 000～1 500 毫克的钙，应该注意从饮用水中摄取。

每个人终身保持对钙的高摄取，可以保持骨组织的高密度，防止骨折的发生。

（3）饮用水硬度与肾结石

肾结石的主要成分是钙，约占 75%。有许多原因可以造成肾结石，但不少研究者认为，肾结石与矿物质元素在肾中过滤、排尿有关。当肾小球过滤血液的时候，血液中过多的水、矿物质被排入尿液里，尿液中含有被浓缩的钠、钾、钙、镁、磷酸盐等待排泄物。如果尿液中水的含量偏低，那些待排泄物就会沉淀并形成结晶物——肾结石。但并非饮用水的硬度高，肾结石发病率就高；恰恰相反。这一现象还无十分合理的解释。为了维持尿液的稀释度，每天多喝水是必要的。

2．钾和钠

钾、钠都是维持人体细胞内外电解质平衡、酸碱度稳定、体液正常渗透压及保持神经和肌肉正常生理机能的主要元素。细胞内由钾维持，细胞外由钠维持。

钾约占人体重量的 0.2%，钠占人体重量的 0.15%。出汗、排泄等会流失钠、钾。钠可从摄入的食盐（$NaCl$）补充。

钠离子会刺激舌上的味蕾，当钠离子缺乏时味觉会迟钝。钠离子、钾离子及氯离子等维持血浆、体液的渗透平衡。

临床上缺钠的主要表现是疲乏无力、神态淡漠、头晕、血压下降、呕吐、肌肉抽搐等。重度缺钠时，患者会卧床不动、休克甚至昏迷。钠还与水肿有关，细胞组织中含过多的钠盐时，水就由外向内渗透，造成水肿。减少盐量，水肿可以消去。钠少时，体液渗透压会减小，为保持渗透压不变要排除水分，这样血液变浓变少，血流慢，尿量减少，发生缺水现象。

不少医学工作者研究了钠与人体高血压的关系，发现多吃食盐是血压升高的一个重要因素，多吃盐还会引起肾功能病变。在新《卫生标准》中钠的限值为200毫克/升。

而钾的作用却不同，钾可以降低或防止高血压。缺钾时还会损害心肌，但过量会使血管收缩、心跳减慢甚至突然停止。在新《卫生标准》中钾未列为水质指标。

第6章
分质供水

水源污染的严重性，已引起广大用户的担忧。但是如何提供安全、健康的饮用水，不是一件容易的事。

优质的健康饮用水，应是不含超标的有害物、保留有益的矿物质、适当补充缺乏的有益元素的水。这样的水以统一的自来水形式供应几乎是不可能的，也是不必要的。因为居民饮用水量实际上只占用水量的约 5%；洗碗、洗菜一般用自来水就行；冲厕所的水要求可以更低一些；深度制取的水只用来烹调、饮用。在这种背景下发展了分质供水系统，即按不同要求提供不同质量的水。

一、分质供水的方式

分质供水既是解决水污染问题的需要，又是科技经济发展水平的体现。目前还不能用一种方式去满足各种人群的需求。以下几种方式可以选用。

1. 管道分质供水

经过深度处理的水或优质地下水用独立封闭管道送至用户。用户可以是社区、机关或学校。这种水的水质一般达到了直接饮用的要求。

在自来水管道已铺设就绪的城市中重新改建分质供水管道会遇上许多技术和资金方面的困难。新建的城市、新建的居民区和新建给水厂实施分质供水还是易行的。无论是改建还是新建供水项目，前期的规划都是很重要的。

城市管道分质供水可以在专门的制水厂中进行，也可以在一般水厂中对部分水进行深度处理。两者均需要有另一套管道将水输送给用户。这种集中统一的供水方式有许多优点：可以有效地监控生产过程、可以即时监测水质，从而保证供水安全。

在居民集中的小区内设立饮水深度处理站，并建立给水管网，这种方式可以大大减少管道数量。在水深度处理技术方面，可根据水质特点灵活选择工艺方案。

2. 水厂为用户配装家用净水器

市售家用净水器在国内外已盛行多年，存在的主要问题是水质针对性差、处理效果不理想、材料更换频繁等。如果由城市水厂提供配套净水器就容易克服上述弊端。因为水厂了解出水水质，可以较顺利地选择适宜的水处理材料和进出水系统。

家用净水器的进水是经过水厂处理的自来水，悬浮物和污染物已除去并经过消毒处理。因此净水器主要用于针对性的深度处理。

3. 桶装水

桶装水是以符合《生活饮用水卫生标准》的水为原料，通过电渗析法、离子交换法、反渗透法、蒸馏法及其他适当的加工方法制得的，密封于容器中且不含任何添加物可直接饮用的水。

桶装水与管道分质供水相比较具有基建成本低的特点，更适合老城区和经济欠发达城市中的居民采用。

桶装水在运送和饮用过程空气必然进入桶中，会将空气中的有害物和微生物带入水中。国家质检部门对许多厂家桶装水的监测表明水中细菌含量超标。出现这种情况的原因可能有两个：一是不法厂家销售未经处理的冒牌桶装水；二是由于水桶材料及水温等造成细菌繁殖的条件，因此桶装水不宜久放。

居民应了解本地区的自来水供水情况。如果水源没有受到严重污染或有较好的地下水，水质已达到卫生标准的要求，而市售桶装水的质量又一般，此种情况下就不必购买桶装水。

二、分质供水的处理技术

传统的给水处理工艺包括混凝、沉淀、过滤、消毒。这种处理工艺只能去除水中悬浮物、胶体物、少量小分子溶解物及病原微生物。但对于受污染的水中的许多溶解物，如溶解性有机物、重金属离子、氯化消毒副产物，却无能为力。

以反渗透膜为主的方法可以去除几乎所有的污染物，能够制取相当纯净的水；其他许多比较单一的处理方法只能去除部分污染物，如活性炭主要去除有机物。

普遍采用反渗透膜法等先进的水处理技术在经济上是不现实的，健康的饮用水还需保留其中有益的矿物质和微量元素，因此将原水制成纯净水也是不必要的。

应根据水源水质分析，针对不同地区水质特点采取适宜的处理工艺。

鉴于目前市面上桶装水、瓶装水、净水器的质量良莠不齐、真假难辨，作为饮水消费者为避免上当受骗，对水处理的材料应有基本的了解。

1. 活性炭

以炭为基质的水处理材料，目前有两类：一类是活性炭；另一类是炭纤维。

活性炭的应用已有很长的历史，近几十年其质量明显提高，品种大大增加。由于活性炭原料来源广，生产工艺比较成熟，因此售价不是很高。根据生产活性炭的原料不同，可分为煤质活性炭和木质活性炭。活性炭可以做成粉状，也可以做成粒状。

活性炭是一种多孔性的固体材料，其表面有许多有机基团，可以吸附靠近其表面的杂质，尤其是有机物。

活性炭在吸附有机物的同时，还可以将微生物固定在其表面上。被固定的微生物与被吸附的有机物紧密接触，其中一部分有机物可被微生物有效降解。

国内有些自来水厂已采用活性炭对污染水进行深度处理。活性炭去除水中有机物的同时还可以去除异味及部分重金属离子（如汞离子、六价铬离子）。

经活性炭处理后的水，因炭的粉末、微生物残骸等会产生浊度，需要进行过滤，若选用超滤膜，同时可以起到深度处理的作用。

水厂对失效的活性炭可以进行再生，多次使用；净水器中用炭量少，如无再生条件，可以弃去，另换新炭。

2．离子交换树脂

离子交换树脂是 20 世纪 30 年代以后研发成功的一种重要水处理材料，它可以用来降低水的硬度、去除水中重金属离子和盐类。离子交换树脂按其结构特点可分为阳离子交换树脂和阴离子交换树脂。如果需要除去水中阳离子（如钙、镁、汞、镉、铅等），可以采用阳离子交换树脂；若需要除去阴离子（如氟离子、硝酸根离子等），则采用阴离子交换树脂；如果需要将阴、阳离子都除去（通常叫做脱盐），可以将阴、阳离子交换树脂搭配使用。

离子交换树脂是一种有机高分子化合物，它的分子中有一些可以和其他离子进行交换的带电基团。这些交换基团有的显酸性，有的显碱性。根据酸碱性强弱可细分为强酸性阳离子交换树脂、中酸性阳离子交换树脂和弱酸性阳离子交换树脂，以及强碱性阴离子交换树脂、弱碱性阴离子交换树脂。

由于离子交换树脂类型、型号较多，使用时要注意选择。如 001×7 代表强酸性苯乙烯阳离子交换树脂；201 代表强碱性季胺 1 型阴离子交换树脂。1979 年我国公布了《离子交换树脂分类、命名及型号》（GB 1631—79）的国家标准，可以参照进行选用。

离子交换树脂的性能主要为交联度、含水量和交换容量。其中交换容量的大小反映了树脂中交换基团的多少。在小型净水器中尽量使用交换容量较大的树脂，以免失效过快。

离子交换树脂在失效后可进行再生，因此可以反复使用。

3．沸石

沸石是一种矿石，具有多孔性的架状结构。除天然矿石外，现在可以合成性能更好的人造沸石。

沸石的骨架为大分子阴离子，与其平衡的阳离子可以与其他阳离子发生离子交换。一般在使用前先用 3%的食盐水溶液进行预处理，这样使其中可移动的阳离子尽可能多地交换为钠离子，同时可以使沸石中的孔道通畅。这样处理过的沸石可用来降低水的硬度和去除重金属离子。由于沸石的特殊结构，它还可以通过吸附去除少量有机物。

沸石与离子交换树脂都可以交换水中的阳离子，活性炭可以吸附水中有机物。重金属阳离子和有机物是水中的主要污染物，所以，实际水处理中常采用离子交换树脂和活性炭组合的工艺。

4．膜

膜是 20 世纪发展起来的重要水处理材料。膜分为无机膜和有机膜，目前应用最多的是有机高分子膜。给水中采用的高分子膜有反渗透膜、纳滤膜、超滤膜和微滤膜，这些膜有着不同的孔径和特性。

微滤膜的孔径较大（0.1～10 微米），可以截留大分子有机物、微粒和细菌。在纯水制备中可以用作终端过滤。饮用水生产中可以用来去除浊度和细菌。

超滤膜的孔径（5～1 000 纳米）小于微滤膜，因此可以除去水中更小的微粒，如病毒、胶体物、蛋白质及分子量大于 500 的其他物质。超滤膜常用于饮用水的预处理，它可以使后续处理单元更好地运行。

纳滤膜的孔径更小（1～5 纳米），对它的研究较晚，20 世纪 80 年代才进入商品化阶段。纳滤膜的分离特性界于超滤膜和反渗透膜之间。由于纳滤膜的特殊孔结构，它可以在很低的压力下从水中脱盐，在水处理中很快得到了应用。

纳滤膜可以部分去除水中的钾离子、钠离子、钙离子、镁离子、硫酸根离子、氯离子、硝酸根离子；它还可以去除分子量大于 200 的有机物。经纳滤膜处理后，水中还会保留一定的矿物质。

反渗透膜的孔径很小（0.5～5 纳米）。使用反渗透膜时，需要施加一定压力（通常在 5~10 兆帕）。被污染的水与反渗透膜接触时，膜只容许水分子通过，其他无机离子、小分子有机物漏过去的很少。在水处理中反渗透膜一般用于纯水制备。由于反渗透水处理装置必须在加压的情况下运行，因此多用于集中供水的单位。

5. 消毒剂

饮用水消毒一般为制水系统的最后单元。液氯是最常用的消毒剂，由于其副产物的“三致”作用，现已发展了多种新的消毒剂。

（1）二氧化氯

二氧化氯是近 30 年推广应用的消毒剂，它的杀菌能力比氯强，具有高效、广谱、快速的优点。它产生的副产物少，不与酚类产生有怪味的氯酚，与氨不生成有毒的氯胺，与水中有机物不生成氯仿。但二氧化氯单独使用时会产生对人体有害的亚氯酸根离子和氯酸根离子。因此为了降低成本，保证持续杀菌，采用二氧化氯和液氯的组合处理工艺也是一种有效处理方法。

（2）臭氧

臭氧的杀菌能力大于液氯和二氧化氯，目前被广泛使用。一般情况下臭氧消毒是安全的，但在某些特殊水质中，如有次溴酸根离子（BrO^-）存在时，臭氧可以将其氧化为可能致癌的溴酸根离子（BrO^{3-}）。

臭氧和二氧化氯类似，均不稳定，常在使用时制备；两者的生产成本都较高。

（3）紫外线

紫外线杀菌是一种物理杀菌方法。当紫外线照射流过的水时会杀灭水中的细菌。紫外线杀菌速度快、管理简单，一般没有副产物。

综上所述，分质供水系统的原水一般为自来水时，大致的工艺流程如下：

原水→活性炭→过滤→消毒→出水

当原水中有机物含量较高时，只用活性炭吸附会使吸附装置的负担过重，使用周期缩短。此种情况下宜选用臭氧和活性炭并用的组合工艺。工艺流程如下：

原水→臭氧→活性炭→过滤→消毒→出水

如果原水中的污染物除有机物外还有重金属离子且水的硬度较大时，宜采用以下工艺：

原水→阳离子交换树脂（或沸石）→活性炭→过滤→消毒→出水

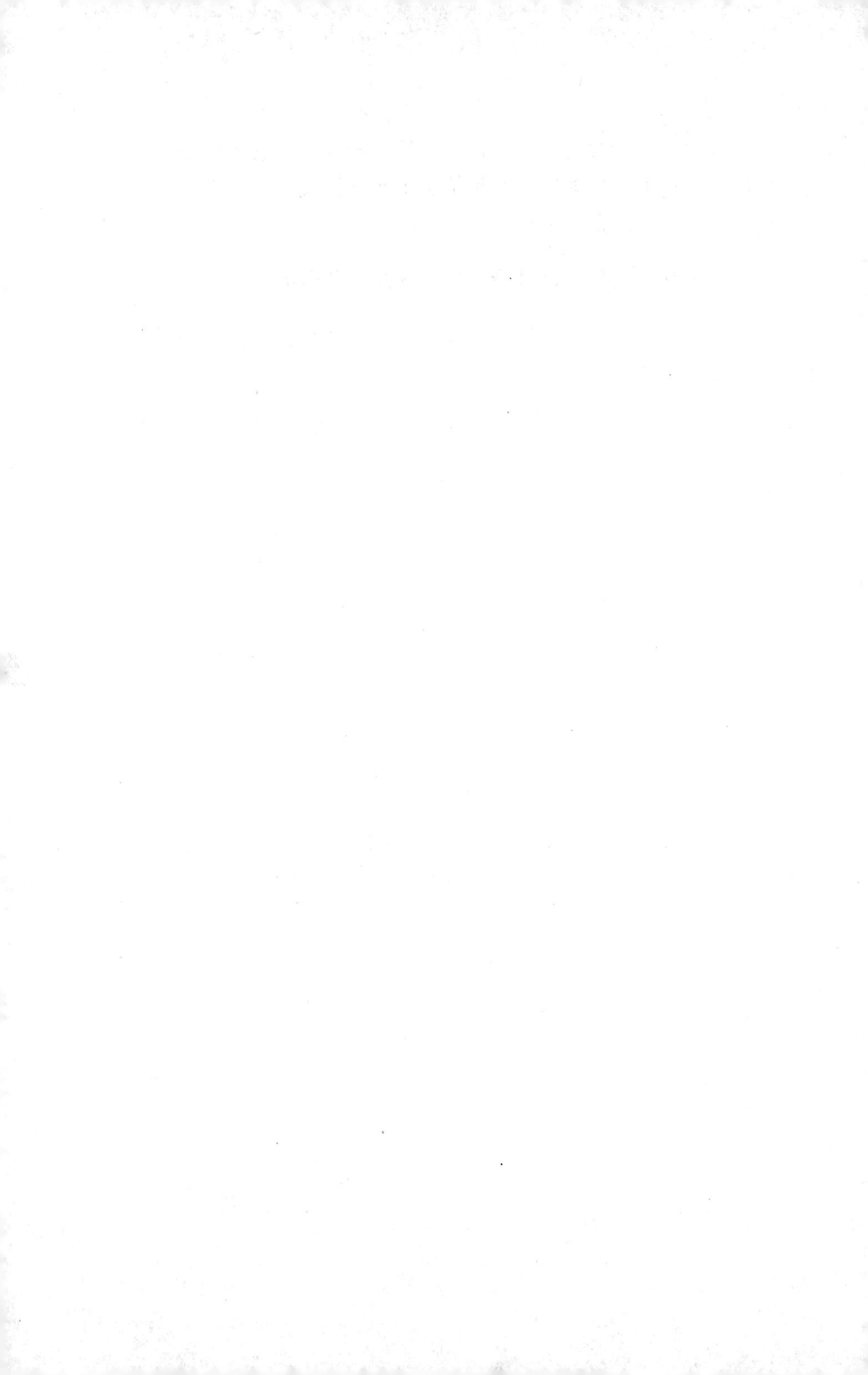

第7章 家用净水器

自来水厂通过专用管道对用户提供优质饮用水是保证安全用水的重要手段，但是目前还无法普遍推广。在这种情况下，安装家用净水器将是一种行之有效的补充措施。

家用净水器可称为“分户制水”，让一部分有条件的家庭先用起来还是可行的。家用净水器是一种小型的制水系统，产水量虽少，但组件易更换，可以根据水质选用制水材料。

净水器按其功能可分为四种类型：一般净水器只是进一步过滤和除去有机物；矿化净水器可以补充人体需要的矿物质；小型纯水器可以制得较纯的水；特殊净水器中盛有专用材料，可以除氟、除砷、除铁、除锰等。

一、家用净水器的质量、技术要求

1. 选用的净水材料对进水水质应有针对性

家用净水器中常装填数层、数种净水材料，每种材料各有不同用途。目前市场供应的净水器中制水材料主要是为了去除水中有机有害物或超标物。如活性炭去除有机物，阳离子交换树脂除硬或除重金属，滤料截流微粒物等。净水器结构固定、净水材料固定，装配完毕，便于销往各地。

其实，各地水厂的出水水质相差较大。有的水厂出水中金属离子含量并不高，净水器中的阳离子交换树脂便无“用武之地”，甚至使硬度、含盐量降得过低；有的水厂采用地下水，有机物含量远比地表水低，不一定需装活性炭；有的水厂出水中氟或砷超标，常规材料效果不佳。凡此种种，说明没有针对性的净水器是不值得使用的。

健康饮用水还应含有对人体有益的元素。如果在原水中，它们不含或含量极低时可考虑通过净水器适当引入。

2．体积尽量小、处理流程要合理

体积庞大的净水器不便于在家庭中安装。应针对水质，舍去不必要的处理单元。按照净水材料的功能，确定合理流程，依次将污染物除去；如果流程次序不当，也会影响去除效果。

3．净水器能够防蚀、防菌

净水器的筒体、管路和连接材料能够防蚀，也不会发生有害物溶入水中的现象。不采用利于微生物滋生的塑料。检测发现，许多微生物易在塑料表面繁殖。如果后续杀菌措施不力，出水中细菌将会超标。

4．净水器的成型材料和净水材料的化学稳定性要好

材料应符合卫生部颁布的《生活饮用水水质处理器卫生安全规范》的各项要求。浸泡试验不合格者不得进入市场。

5．净水材料要便于更换

任何净水材料，其使用寿命都是有限的。如果进水水质较差，使用周期往往比设计的要短。因此要定期更换。

购买净水器要避免盲目性，在自来水的水质较差时安装就很有必要。目前市面出售的净水器可谓五花八门，用户要选用经过权威部门鉴定和出水水质检测合格的净水器。本书中提到的净水器只是用来说明净水器类型及原理。

二、净水器类型简介

目前见于市场的净水器，大部分为国内制造。1995 年国内净水器厂家已有 300 多家，都有自己的品牌。不过就其流程和基本净水材料而言，主要有下面一些类型。

1．膜+碳纤维

国内某系列家用净水器，其制水材料主要为膜（超滤膜、微滤膜）及活性炭纤维。前者通过膜的截流性能去除水中的固体杂物及细菌，后者利用吸附性能去除异味和有机物。

该净水器只装有超、微滤膜及活性炭纤维，处理单元不复杂，整体结构紧凑，对于被有机物轻度污染的水有较好的净化效果。如果水质很差，或含有重金属离子及其他有害无机物时应慎用。

2. 高分子滤膜+活性炭

此类净水器中所用的高分子滤膜为超滤膜或微滤膜，同时采用优质活性炭。通过吸附和过滤去除水中的有机污染物和颗粒物、细菌等。

国内某厂生产的净水器属这种类型。原水经镕喷滤芯精密过滤、活性炭吸附、聚丙烯中空纤维超滤。

有些净水器中的净水材料除高分子滤膜、活性炭外还有一些其他材料，如国内某净水器的处理流程为：聚丙烯线绕滤芯→活性炭→麦饭石→磁化→中空纤维超滤。

美国爱惠浦公司生产的爱惠浦净水器也属这种类型。其净水器由两部分组成：过滤筒和主筒。过滤筒设在原水和主筒之间。过滤筒中装有多层折叠的超滤膜，其孔径小于 0.5 微米，对水中颗粒物有很好的去除效果。过滤管中的滤芯被颗粒物饱和时净水器会自动断水，此时要进行更换。其中在 S-100 型的主筒中只装有粉状活性炭，而在 H-100 型中除活性炭外还装有阻垢材料（食用聚磷酸盐）。若原水硬度较高时可采用 H-100 型。由于主筒中采用了粉状活性炭，其具有很大的比表面积，可以有效地去除有机物及部分重金属。在活性炭层中还加了抑制菌类繁殖的配料。同时在净水器中采用单向活瓣，可以防止反向污染。

3. 活性炭+离子交换树脂+KDF+红外陶瓷+反渗透膜

属于此种类型的如康柏净水器，它有着比较复杂的处理系统和较多净水材料。

（1）处理系统

该净水器包括净水系统和活化系统，采用了多重、多元介质，使其具有过滤、净化、活化的功能，有人将其视为美、日高科技制水技术的结合。

净化系统由四部分组成。第一部分为净化过滤装置，其又分为两层：第一层为沉积式滤芯，可除去泥沙、铁锈、石棉纤维等杂质；第二层为粒状活性炭，可除去余氯、农药及异臭味。第二部分为离子交换滤芯，材料为离子交换树脂和 KDF，可除去重金属离子和硬度，调节水的 pH 为碱性。第三部分为高密度高效能活性炭滤芯，可去除水中剩余有机物（包括高挥发性化学污染物）。第四部分为反渗透膜滤芯，它是由高分子材料制成的分离膜，孔径为 0.001 微米，可除去水中细菌、病毒、大分子有机物及超微粒子。

活化系统主要由远红外线高能量生化陶瓷（BIOCERAMIC）组成。当水流通过生化陶瓷时，由于材料的磁场作用，使缔合度较大的水分子团发生氢键断裂，分子重排，生成稳定的小分子团水，这种水接近人体细胞水。

（2）材料特点

❶ 高效活性炭是经过特殊工艺生产的，比表面积达数千平方米/克（比普通活性炭大许多），因此具有很高的吸附容量。

❷ KDF 是 Kinetic Degradation Fluxion 的缩写，意思是“动力连续分级”又称“黄金炭，是由美国水处理专家海斯克特发明，获美国专利。该材料为颗粒状，颜色从金黄至红棕色。其主要成分为铜与锌。这种材料接触水后形成无数个微小电池，其中锌为阳极，铜为阴极，这一特点非常有利于去除水中比锌不活泼的重金属离子，并向水中释放对人体有益的锌离子。

KDF 还具有抑制微生物生长的作用。据试验，污染水经 KDF 滤层，大肠杆菌由每毫升 2 000 个减至每毫升 1 个，沙门氏细菌亦由每毫升 2 000 个减至 1 个。

经过 KDF 材料过滤的水，改变了钙、镁碳酸盐水垢的形态，阻止了硬垢积累。

KDF 还可以去除水中 99%的余氯，减少余氯对反渗透膜的腐蚀，对净水器中的反渗透系统起到了保护作用；KDF 对其中的超滤膜、微滤膜及离子交换树脂亦有保护作用。

❸ 净水器中的远红外生化陶瓷，由日本学者研制而成。其

成分为硅、氧、铁、锰、钙、锶、镁、硒及其他多种微量元素。这种陶瓷制品对光、电、热、磁、力具有敏感性。当水流通过生化陶瓷时，引起水的缔合状态改变，分子间吸附力减小、渗透力增强。在一定程度上改善了水的品质。生化陶瓷中的某些有益元素（如硒）在水流的作用下可转入水中。

生化陶瓷是一种无机生物材料，目前的研究还主要在医学方面。

远红外线的应用在早期主要以节能为目的；日本学者研制的远红外高能量生化陶瓷应用于净水器中，对于提高水的功能是一个新的探索。

4. 有电解装置的净水器

由国内某公司生产的净水器，根据对优质水的一些新看法进行设计、制造。这些新看法除了优质水不含有有害物、保留有益元素外还包括水的分子团要小、水呈弱碱性（pH 在 8～9）、含有溶解氧、呈负电位等要求。

该净水器中有离子膜电解装置。通电后分别从两管流出酸性水和碱性水。碱性水作食用水，酸性水作洗涤用。净水器设有 pH 调节装置，并附有 pH 试液。另外，国产作为医疗器械使用的某电解制水机，除有过滤、电解装置外，还有补充微量元素的装置。根据需要可以获得不同 pH 值的水。

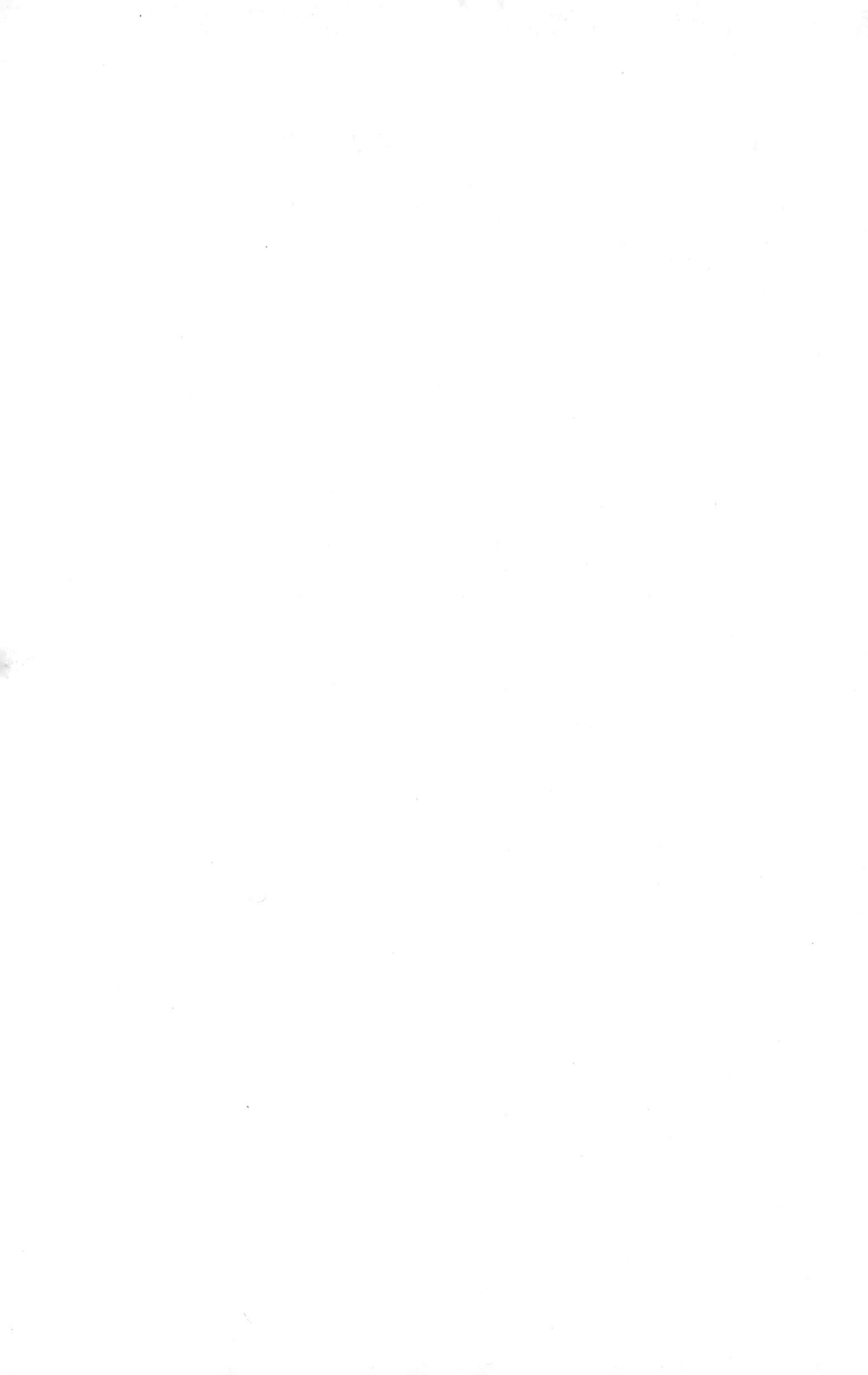

第8章
瓶（桶）装水

市面销售的罐装饮用水有两种：一种是小容积的瓶装水，水量一般为 500～600 毫升；另一种是较大容积的桶装水，水量一般为 20 升。瓶装水可视为无特殊添加剂的饮料水，主要用于临时解渴，据其水中成分和工艺不同主要有纯净水、矿泉水、矿化水等。目前市售桶装水以纯净水为主。

无论是瓶装水还是桶装水，国家都有明确的水质要求。目前存在的主要问题是品质良莠不齐和饮水不安全。本章重点介绍纯净水和矿泉水的水质特点及与人体健康的关系，对一些特殊的水种也作简单评述，使用户增加更多的用水知识。

一、纯净水

纯净水按其水质特点和处理方法分为蒸馏水、纯净水、太空水。上述三种水由于采用了严格的生产工艺，所产水的纯度很高、杂质很少。

20 世纪 80 年代以后，纯净水的生产和饮用迅速扩展。纯净水的出现不是偶然的，其主要原因有二：一是严重的水污染使人们对饮水安全产生了极大的担忧，人们关心水中污染物对健康的危害，迫切希望喝上比较纯净的水；二是城市居民的生活水平提高较快，他们有经济能力饮用纯净水。

国内对纯净水的推广饮用有不同看法。这些看法除去少数厂家为维护自身的商业利益所持的偏见外，主要看法还是属于学术性的讨论，从已有的实践经验和有关理论（如医学、营养学等）出发，分析纯净水的利弊得失。

1. 饮用纯净水的国家标准

关于饮用纯净水的国家标准有《瓶（桶）装饮用纯净水卫生标准》（GB 17324—2003）。

在 GB 17324—2003 中，对饮用纯净水是这样定义的：饮用纯净水是“以符合《生活饮用水卫生标准》的水为原料，通过电渗析法、离子交换法、反渗透法、蒸馏法及其他适当的加工方法制得的，密封于容器中，不含任何添加物，可直接饮用的水。”这个定义非常重要，它以国家标准的形式规范了饮用纯净水的生产。解读这个定义有几点需要特别注意：

❶ 所用水源不是一般的不经处理的地表水，而是符合生活饮用水卫生标准的水，即通常的自来水，是经过处理的水。是将生活饮用水作为原水进一步深度处理。显然，其水质远优于自来水。

❷ 定义中还规定了饮用纯净水的基本生产方法。采用这些方法，厂家出水水质才会得到保证。

❸ 饮用纯净水不需煮沸即可饮用，它在卫生方面是安全的，所以通常称为“直饮水”。

在 GB 17324—2003 中对水质指标提出了具体要求，包括感官要求、理化指标和微生物指标。具体内容见表 8-1、表 8-2、表 8-3。

表 8-1　感官要求

项目	指标	要求
色度/度	≤5	不得呈现其他异色
浊度/度	≤1	—
嗅和味	—	无异味、异臭
肉眼可见物	—	不得检出

表 8-2 理化指标

项目	指标
pH	5.0～7.0
电导率（25±1）℃时/（μS/cm）	≤10
高锰酸钾消耗量（以 O_2 计）/（mg/L）	≤1.0
氯化物（以 Cl^-计）/（mg/L）	≤6.0
亚硝酸盐（以 NO_2^-计）	≤0.002
四氯化碳/（mg/L）	≤0.001
铅（以 Pb 计）/（mg/L）	≤0.01
总砷（As）/（mg/L）	≤0.01
铜（以 Cu 计）/（mg/L）	≤1.0
氰化物[①]（以 CN^-计）/（mg/L）	≤0.002
挥发酚[①]（以苯酚计）/（mg/L）	≤0.002
三氯甲烷/（mg/L）	≤0.02
游离氯（以 Cl^-计）/（mg/L）	≤0.005

注：① 仅限于蒸馏水。

表 8-3 微生物指标

项目	指标
菌落总数/（CFU/ml）	≤20
大肠菌群/（MPN/100ml）	≤3
致病菌（指肠道致病菌和致病性球菌）	不得检出
霉菌、酵母菌/（CFU/ml）	不得检出

在理化指标中，部分项目为综合性指标，如高锰酸钾消耗量主要反映有机污染的程度，电导率和氯化物主要反映水中无机盐类的含量，亚硝酸盐、四氯化碳、砷、氰化物、酚和三氯甲烷为毒性较强的污染物。因此，厂家至少应在标签上标出综合性指标，便于消费者了解水质和选用。

2．纯净水的生产方法

纯净水中基本不含有机物，纯净水的电导率很低，表明水中离子性物质极少；纯净水可以生饮，表明其中无病原微生物。如此纯净的水，简单的工艺无法生产。

纯净水生产通常以自来水为原水，但原水中还含有高于《瓶（桶）装饮用纯净水卫生标准》的有机物、金属离子和其他微粒物，因此应针对原水水质采用安全、可靠的水处理技术。

活性炭可以较好地去除有机物，但不会很彻底；阴、阳离子交换树脂或电渗析装置以及蒸馏法均可以去除盐类；高质量的反渗透膜只容许水分子通过，可以同时去除有机物和无机物。显然，这些材料的恰当组合，可以生产出合格的纯净水。

纯净水的生产大致有以下几种流程：

（1）以反渗透膜为主的工艺

反渗透膜是 20 世纪蓬勃发展起来的一种分离材料，由于它可以截留有机小分子物和无机离子，很快在水处理工业中得到了广泛应用。

为了减轻反渗透装置的负担和防止反渗透膜污染，通常在反渗透之前增加预处理工序，为保证水质还需进行后处理。

简单的预处理，只是增加过滤装置，以除去微粒物为主，从而降低色度和浊度。如果进水为河水，预处理往往很复杂，包括混凝沉淀、沙滤、活性炭吸附、微滤等措施。后处理主要是消毒。

反渗透过程不能自发进行，通常需对进水要加压。反渗透膜组件的工作压力一般在 10 兆帕左右，但所需工作压力随着膜性能的改进会有所降低，一般为 3～4 兆帕。

电导率是纯净水的主要指标之一，当原水电导率不超过 1 000 微西门子/厘米时，仅用反渗透膜脱盐，就可达到水质标准（若膜的脱盐率为 99%，则电导率降至 10 微西门子/厘米以下）。

（2）离子交换树脂+反渗透膜

当含盐量高时，反渗透装置可以配合离子交换树脂使用。

利用氢型阳离子交换树脂和氢氧型阴离子交换树脂分别除去阳离子和阴离子，水中留下氢离子和氢氧离子。实际上氢离子和氢氧离子很快结合成水，如果两种树脂配比合理，处理后的水可以接近中性。这种方法通常称为除盐。两种树脂使用一段时间后会失效，必须进行再生。再生需要大量的酸和碱，操作也比较复杂。

经过离子交换后的水再通过反渗透装置，就可以得到相当纯净的水。

（3）电渗析+离子交换树脂+反渗透膜

为了延长离子交换树脂的使用寿命、减少频繁再生，可以在系统中增加电渗析装置，再通过离子交换树脂。

电渗析装置中采用的分离材料是离子交换膜，有阳膜和阴膜之分，对离子具有选择透过性。电渗析脱盐虽不需要酸、碱，但却需要电能。它的脱盐率为 80%～90%。如果原水含盐量较高、电导率大大超过 1 000 微西门子/厘米时，最好采用电渗析和离子交换树脂联合除盐工艺。

基本脱盐后的水再进入反渗透装置，进一步除去剩余无机离子和有机物。

这是一个比较复杂的工艺，对于制备纯净水也是一个比较可靠的方法。

（4）活性炭+离子交换树脂+反渗透膜

对于含盐量不高，但有机物污染较为严重的原水可以采用这种工艺。选用吸附容量较大的优质活性炭，这样原水在进入后续装置前大部分有机物和余氯已被除去。

在上述几种处理工艺中常包括精密过滤和消毒。设置精密过滤，主要是通过截留作用除去水中微粒性杂物。滤芯可由高分子超滤膜、高分子过滤管和陶瓷材料制成。虽然上述工艺均能去除一部分微生物，但为了饮水安全，最后均有杀菌措施，主要有紫外线杀菌和臭氧杀菌。图 8-1 为纯净水生产流程之一。

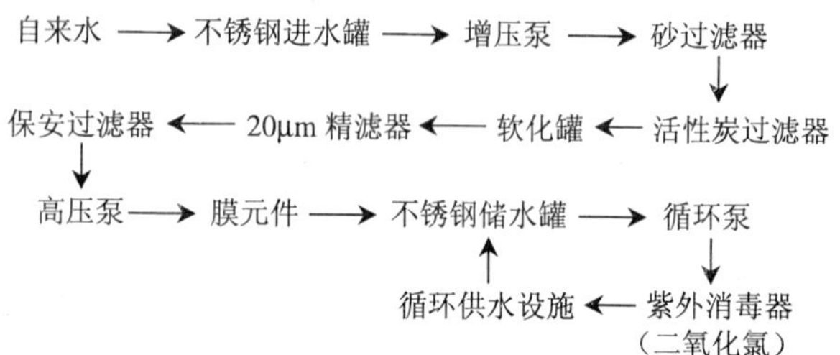

图 8-1　纯净水生产流程

3. 饮用纯净水市场存在的主要问题

国内市场销售的纯净水多为约 500 毫升的小瓶装及 20 升的桶装。厂家众多，有优有劣。纯净水的饮用既有水本身的争议，亦有市场存在的问题，大致可归纳为以下几点：

（1）纯净水有益和有害的争论

在学术层面上对于纯净水有两种截然不同的看法，一种认为纯净水有益健康；另一种认为长期饮用会影响健康。

有益论者认为水之所以对人不可缺少是在于它本身，不在于它是否含有其他营养物质。人体的营养物质绝大多数是从食物和保健药物中取得的。纯水中虽不含有益元素，却彻底去除了有害物，有利于人体健康，是生活质量提高的表现。持异议者还拿不出很多的论据，如长期饮用纯净水的宇航员、舰艇官兵还没有由此导致的病例。

有害论者认为，纯净水不等于健康水。健康水中无有害物，但保留有不超标的对人体有益的矿物质；健康水应呈微碱性（pH=6.5～8.5），纯净水却呈微酸性（pH 一般低于 6.5）。长期饮用含矿物质极少、微酸性的纯净水，会影响人体的营养平衡、电解质平衡及其他功能。如长期饮用含氟很低的水就会发生龋齿。在我国的食物结构中微量元素锌、硒比较缺乏，导致某些疾病发生，水中的锌、硒可起到积极的补充作用。纯净水有强的溶解性，它不仅溶解有害杂质，也可以溶解有益物质并将其排除体外。相对于自来水，纯净水是高度不饱和水，它不但不能给人提供常量和微量元素，反而会迅速吸收人体的钙、镁等离子，随汗液、尿液排出体外。水的酸性，易导致人体酸性体质。酸性体质者患糖尿病的机会增多（日本学者的研究表明：人体 pH 每下降 0.1 单位，胰岛素活性就会下降 3%，胰岛素活性下降，会加剧人体代谢紊乱，血糖利用率下降）。酸性体质者骨病会增多，这是由于体液偏酸性时，血液中的钙与酸性物质结合产生钙盐，为了维持血液中钙物质的稳定，骨骼中的钙会溶解补充到血液中，从而出现骨质疏松。长期饮用纯净水，心血管疾病会增多，由于钙的流失，还会造成牙出血，甚至造成肾损伤。在上海、天津的医院发现长期饮用纯净水的儿童出现乏力、秃发、肌肉哆嗦、眼皮发抖等症状。鉴于上述认识，有些国家或地方规定不得长期饮用纯净水，特别是老人和儿童。

笔者认为合格的小瓶装纯净水，它是以解渴为主，饮量有限，可以放心饮用；自来水质量确实较差的地区、膳食结构合理的人群，也可饮用纯净水。其他情况下不宜推广。

（2）水质不合格情况严重

纯净水不纯的现象经常被媒体曝光或被质检部门查处。2005 年，兰州市质检局抽检 12 种纯净水，其中 25%不合格，在不合格水中除电导率、高锰酸钾消耗量不达标外，有的水中菌落总数超标数十倍。有些地方在抽查中发现纯净水水质还不如自来水。从各地抽查中看出，纯净水不合格的主要指标是菌落总数、电导率和高锰酸钾消耗量。

细菌超标主要来自不规范的生产过程和盛水容器（瓶或桶）材料。纯净水中不容许有添加剂，包括不容许添加消毒剂和防腐剂，所以在纯净水中细菌能够生存和繁殖。即使没有细菌的纯净水，开封后，细菌也将从空气中进入，经过一段时间，原来合格的水也会变得不合格。为防止细菌超标，首先要把好生产工艺关，其次已开封的桶装水不要长久放置。

纯净水为直饮水，因此整个生产过程都要防菌、杀菌。车间应是无菌的环境，工人应是不带菌者，盛水的瓶及瓶盖应保持无菌。出水在灌装前要严格灭菌，并用过滤材料滤去微生物残骸。

若纯净水的电导率和高锰酸钾消耗量不合格，表明水中有较多的盐类和有机物。

瓶、桶材料也是影响纯净水水质的主要因素。按照《中华人民共和国食品卫生法》，食品容器、包装材料、食品用工具和设备的生产，必须采用符合卫生要求的原材料。合格的水桶（瓶）应该用食品级的材料制作。实际上不少水厂用的是未经检测的“回料桶”。

所谓“回料桶”，就是用回收而来的废旧塑料桶经破碎再加工而成。“回料桶”一般颜色较深、手感粗糙、桶壁薄。这种水桶由于材料质量差，容易发生爆裂、漏水，更为严重的是废旧塑料中乙二醇所产生的乙二醛会对人体内脏、神经造成损害。2005年年底，《北京法制晚报》的记者调查了北京地区 60 家水店，发现一半以上桶装水使用回料桶。消费者要学会辨别，合格桶的颜色浅蓝或白色、透明度高、手感光滑、桶壁上没有气泡。

（3）以假乱真

由于工艺和管理造成的纯净水质量不合格还不是最严重的问题，以假乱真的现象更值得消费者警惕。不法水厂和水店将自来水或简单处理过的水灌入瓶或桶中冒充纯净水，甚至假冒名牌桶装水欺骗消费者，出现真桶真标假水的情况。饮用此类“纯净水”随时可能给健康带来危害。销售假水的水店一般是无证（无营业执照、无卫生许可证和健康证）水店（2005 年《北京法制晚报》记者查访 37 家水店，其中 26 家无证）。假纯净水或假矿泉水与真的从外观上甚至从口感上很难区别。应该有一套措施来加强水市场的管理和监督。

（4）价格较贵

纯净水每升为 0.5～1.0 元。真正的纯净水，这个价格是合理的，它由纯净水制造工艺和桶的材料所决定。

二、矿泉水

1．饮用矿泉水的国家标准

地球上许多地方均可找到矿泉水，但不是任何矿泉水都可饮用，有的甚至一口也不能喝。《饮用天然矿泉水国家标准》（GB 8537—1995）对饮用矿泉水水质做出了明确规定。

饮用天然矿泉水是指“从地下深处自然涌出的或经人工揭露的、未经污染的地下矿水；含有一定量的矿物盐、微量元素或二氧化碳气体；在通常情况下，其化学成分、流量、水温等在自然波动范围内相对稳定。”

国家标准还规定了矿泉水水源的水质，水量无论在丰水期还是枯水期不应有太大波动，主要组分（溶解性固体、K^+、Ca^{2+}、Mg^{2+}、HCO_3^-、SO_4^{2-}、Cl^-）含量变化不应超过20%。

表8-4列出了饮用矿泉水的感官要求。

表8-4　饮用矿泉水的感官要求

项目	要求
色度/度	≤15，并不得呈现其他异色
浊度/NTU	≤5
嗅和味	具有本矿泉水的特征口味，不得有异臭、异味
肉眼可见物	允许有极少量的天然矿物盐沉淀，但不得含有其他异物

表8-5及表8-6列出了饮用矿泉水的理化要求，其中包括七种微量元素。市售的饮用矿泉水必须有一项或一项以上符合表8-5的要求，并符合表8-6的限量。

由表8-5和表8-6可以看出，饮用矿泉水中必须含有一种以上对人体有益的微量元素，但是含量受到限制，并非越多越好，因为超出限量的微量元素也会对人体有害。矿泉水来自地表之下，与不同的岩石接触，许多元素都会进入水中，其中有些对人体有害，故对其含量作了限制。大部分和生活饮用水的限量一致，个别稍高一点，如氟化物。

表 8-5　界限指标

项目	指标
锂/（mg/L）	0.20
锶/（mg/L）	0.20（含量在 0.20～0.40 mg/L 时，水温必须在 25℃以上）
锌/（mg/L）	0.20
溴化物/（mg/L）	1.0
碘化物/（mg/L）	0.20
偏硅酸/（mg/L）	25.0（含量在 25.0～30.0 mg/L 时，水温必须在 25℃以上）
硒/（mg/L）	0.010
游离二氧化碳/（mg/L）	250
溶解性总固体/（mg/L）	1 000

表 8-6　限量指标

项目	指标限量	项目	指标限量
锂/（mg/L）	＜5.0	汞/（mg/L）	＜0.001 0
锶/（mg/L）	＜5.0	银/（mg/L）	＜0.050
碘化物/（mg/L）	＜0.50	硼/（mg/L）	＜30.0
锌/（mg/L）	＜5.0	硒/（mg/L）	＜0.050
铜/（mg/L）	＜1.0	砷/（mg/L）	＜0.050
钡/（mg/L）	＜0.70	氟化物/（μg/L）	＜2.0
镉/（mg/L）	＜0.010	耗氧量/（μg/L）	＜3.0
铬/（mg/L）	＜0.050	硝酸盐/（μg/L）	＜45.0
铅/（mg/L）	＜0.010	^{226}镭放射性/（Bq/L）	＜1.10

表 8-7 列出了污染物指标。鉴于许多地下水已遭到污染，这一规定十分必要。表 8-8 所列的是微生物指标。

表 8-7　污染物指标

项目	指标
挥发酚（以苯酚计）/（mg/L）	＜0.002
氰化物（以 CN^-计）/（mg/L）	＜0.010
亚硝酸盐（以 NO_2^-计/（mg/L）	＜0.005 0
总β放射性/（Bq/L）	＜1.50

表 8-8　微生物指标

项目	指标	
	水源水	灌装产品
菌落总数/（CFU/ml）	＜5	＜50
大肠菌群/（个/100ml）	0	

2．饮用天然矿泉水的水质特点

（1）保持了天然性

天然矿泉水是地下水与岩石接触，经缓慢溶蚀岩石、经长期地质化学过程和迁移变化而形成的，其末端水具有比较稳定的化学成分和温度。在开采、灌装过程不容许对其成分进行化学处理。在不改变天然矿泉水水质特性的前提下可以容许“曝气、倾析、过滤和除去或加入二氧化碳”。显然，在矿泉水的生产过程只能采取机械或物理的手段，这样才能保持矿泉水的天然性。

（2）必须含有微量元素和常见矿物质

国家标准中规定了天然矿泉水要“含有一定量的矿物盐、微量元素及游离二氧化碳”。并规定至少有一项以上符合表 8-5 的规定。

国家标准中明确要求的微量元素有锂、锶、锌、溴、碘、硒等。这些微量元素在人体生化过程中的作用前文已作过详细的介绍。国内外有不少关于“长寿村”的报道，长寿村中的居民活得健康、长寿，这与饮用优质山泉水有关。有专家指出：“经常饮用优质天然矿泉水，可以使婴幼儿健康成长、青少年身高体壮、中老年延年益寿，尤其是孕妇常饮用可使胎儿正常发育，具有良好的保健作用。”

如果化学成分中某些成分超过限量就不能作为饮用矿泉水。如含盐量过高就会变成苦咸水。国内某地的温泉水含有符合国家标准的锂、硒及偏硅酸，但由于氟含量超标就不能作为天然矿泉水出售。

（3）几种市售矿泉水的水质情况

笔者对市售矿泉水作了一些了解，现选取其中 5 种，列出标签所示的水质指标（表 8-9）。

表 8-9　几种市售矿泉水的水质　　单位：mg/L

矿泉水名称	矿化度	pH	偏硅酸	锂	锶	硒	锌	钙
北京龙庆峡天然矿泉水	107	—	29.9	0.000 1	0.084	0.000 1	0.072	—
郑州雪华山矿泉水	300～500	7.15～7.63	—	—	0.34～0.37	0.003 1	0.037	—
夏河拉卜楞矿泉水	400	—	8.21	—	0.75	—	0.012	78.0
雀巢天然矿泉水	—	7.5～8.5	25～55	—	0.2～0.4	—	—	35～55
农夫山泉饮用天然水	—	—	1.80	—	—	—	—	40

除表 8-9 所列成分外，许多生产厂家还给出了钾、钠、镁的含量。个别矿泉水的成分含量波动较大，超过了国家标准技术要求规定的 20%。市面上还曾出现过未标明成分含量的“天然矿泉水”，用户无法了解其真实水质。

成分符合国家标准要求、消毒严格的矿泉水，其饮用价值高于纯净水，生产成本一般也低于纯净水，所以对于名副其实的矿泉水应着力开发推广。

3．市售矿泉水存在的问题

与纯净水市场类似，一些不法水厂和水店以假乱真，灌自来水冒充矿泉水，卫生指标常不合格；有些矿泉水的矿化度、微量元素含量以及口感等质量并不佳。

有些厂家的矿泉水标签中指标标志含糊。GB 8537—1995 的“标志”一栏中明确规定“产品标签上必须注明：特征性界限指标、pH、溶解性总固体、主要阳离子和阴离子的含量范围，同时标明含或者不含二氧化碳，是天然存在的还是人工加入的。”因此，建议消费者不要购买标志不符合上述国家标准要求的和无国家标准号的天然矿泉水。

三、其他瓶装水

除纯净水和矿泉水外，市面上还销售一些其他类型的瓶装水，本书介绍几种常见的。

1．矿物质水

矿物质水按生产工艺的不同大致有三种情况：制备纯净水后再加入矿物质；自来水深度处理并保留其中的矿物质；水经过某些矿石（或人造石）溶入矿物质。

"康师傅饮用矿物质水"（西安市质津食品有限公司生产，容量 600 毫升）属于第一种情况。标签标明它是由纯净水、硫酸镁、氯化钾配制而成。其中钾离子 1.0～27.3 毫克/升，镁离子 0.1～4.9 毫克/升，氯离子 1.0～24.7 毫克/升，硫酸根 0.4～19.5 毫克/升。这种瓶装水的出现反映出厂家对水中矿物质重要性的认识，但是其制水工艺还需商榷。从原水中去除了各种离子，制成纯净水，再向纯净水中加入一些常量离子变为矿物质水。如果加入的方法特殊，要付出更高的成本。上面含量显示，离子的变动范围在 24.7～49 倍，似乎也大了一点。

"雀巢饮用水"（上海雀巢饮用水有限公司生产，小瓶装，容量 550 毫升）可能属于第二种情况。出厂标签标明含天然矿物质：钙 3.0 毫克/升，镁 1.0 毫克/升，钠 3.0 毫克/升，钾 0.1 毫克/升，碳酸氢盐 20 毫克/升。水中矿物质不是人为添加，而是来自于原水。

属于第三种情况的通常称为"矿化水"。它是将原水通过天然的或人造的矿料而制成。应用较多的矿料如麦饭石、福寿石，其中含有多种人体需要的微量元素，可以缓慢溶出。用这种方法可以制成矿泉水器，但不能大量产水。人造矿料由含有微量元素的天然矿石及造孔剂、黏结剂、促溶剂等高温烧结而成。这种人造矿料可以提高微量元素的溶出量，从而提高出水量。质量可靠的人工矿化水可用于海水淡化后饮用极软水的人群。

2. 碱性离子水

离子水出现于 20 世纪 60 年代，陆续在发达国家中饮用。离子水的 pH 大于 7，常含有钙、钠等阳离子，通常称其为碱性离子水。

离子水生产中原水为自来水。除进行必要的净化、消毒外，还要通过装有隔膜的电解装置。一般认为电解有如下作用：原水中的无机物在电场的作用下从化合型转变为离子型。离子型的矿物质易被人体吸收。电解发生时某些不活泼金属如汞、铅还会在阴极析出。由于少量氢离子在阴极放电及隔膜的存在，阴极区水中氢氧离子浓度增大，所以离子水通常取自阴极区。在电解发生时还会使大分子团的水变小。小分子团水被认为具有更强的渗透力和溶解性。

饮用碱性离子水也有过不良反应的报道，在国外作为医疗用水，可在医生指导下饮用。对于碱性离子水的饮用价值和生产工艺还需进一步研究。

第9章 饮用水二次污染及防治

近年来，随着人们生活水平和健康意识的提高，对饮用水水质也越来越重视，集中表现在对饮用水污染的关注，其中以二次污染问题尤为突出。为什么原本符合《生活饮用水卫生标准》的水厂供水，到了用户使用时，水质会出现下降，甚至恶化为不合格水呢？二次污染是造成生活饮用水污染的“罪魁祸首”。生活饮用水二次污染，即自来水在从水厂经供水系统输送至建筑物室内用水点的过程中受到污染，会使水质下降；由于细菌、有害物质和空气中自由漂浮藻类的孢子等对饮水机和饮用水的污染，瓶装、桶装饮用水也存在藻类和细菌等二次污染问题；另外，管道直饮水系统由于流量小、使用时间集中，容易导致管网中水的滞留，因此产生了滋生细菌和管材成分溶出导致的二次污染。

一、生活饮用水二次污染及防治

1. 生活饮用水二次污染产生的原因

（1）管网输送过程污染

经水厂净化生产的水需要通过复杂庞大的给水管道系统输送到用户，包括配水管网和水量调节构筑物等，水厂至用户途经的管线长度可达数十上百公里，水在管网中的滞留时间可达数日，庞大的管网就如同一个大型的“反应器”。实践证明，水在这样的反应器内发生着复杂的物理、化学、生物变化，使管网结构完整性被破坏，从而导致水质发生变化，造成管网污染。对国内45个城市调研的结果（平均值）显示，管网水浊度比出厂水增加0.38 NTU，色度增加0.45度，铁增加0.04毫克/升，锰增加0.02

毫克/升，细菌增加 18 个/毫升，管网末端余氯下降到 0.015 毫克/升，大肠杆菌增加 0.4 个/升，水质总合格率平均下降到 83.4%，表明水质已经恶化。故水质在输送过程中的二次污染是个不容忽视的问题。

❶ 给水管材对供水水质的影响。

饮用水水质的变化情况与所用管材关系密切。城市给水干管由于采用钢筋混凝土管或水泥砂浆衬里的铸铁管等管材，除余氯稍有降低，浑浊度、溶解性总固体略有升高外，其他指标与出厂水相比无明显差异。但使用年限长且无衬里的管道和涂沥青类物质内衬的管道，由于内壁腐蚀、结垢，导致水中铁、锰、铅、锌等金属物质和各种细菌、藻类、苯类、挥发性酚类指标的含量增大。街坊内小口径管道、用户室内管道对水质的影响是输水过程中水质降低的重要因素。

给水管网中存在材料对水的污染问题。金属管材由于电化学腐蚀而使有害元素进入水中，如镀锌钢管和铸铁管因内壁锈蚀、结垢，在管道内水流速度、水压突然发生改变时，会出现短时间的水质恶化，甚至出现“红水”、“黑水”等水质事故；铅锌管或含铅水龙头在水滞留较长时，铅会溶入水中；石棉水泥管中，对人体健康有着严重影响的石棉纤维从水源到管网有不同程度的增加；使用塑料管材不当时，溶出的化学物质会污染管中流动的水。李柏、刘孟兰等就纯净水供水管材对纯净水水质的影响作了调研，这种影响可以用材料对净水的污染值指标来衡量，单位面积的材料使单位体积纯净水电阻率的增加值称作该材料对净水的污染值。不同材料对净水的污染值见表 9-1，不同时间内溶出的 Na、Fe、Ca 量见表 9-2。饮用水中有机锡污染的来源之一是输水系统中的 PVC 管材。PVC 管材中通常含有有机锡稳定剂，如一甲基锡（MMT）、二甲基锡（DMT）、一丁基锡（MBT）、二丁基锡（DBT）等，而有机锡会从 PVC 管材中沥出。沥青涂层由于含有致癌物质已不在我国给水管网中使用；使用水泥砂浆衬的给水管道由于砂浆衬里的腐蚀或软化、水的碱化作用，不仅降低了管径的有效过水断面，而且对水质也产生不良影响。

表 9-1　不同材料对净水的污染值

材料	聚四氟乙烯管	聚丙烯管	ABS 管	有机玻璃管	不锈钢管	硬聚氯乙烯管	灰聚氯乙烯管
污染值	0.070	0.138	0.210	0.810	1.000	4.250	4.460

表 9-2　各种材料在不同时间内溶出的 Na、Fe、Ca 量　单位：mg/L

材料	1.0 h			24.0 h			48.0 h			72.0 h		
	Na	Fe	Ca	Na	Fe	Ca	Na	Fe	Ca	Na	Fe	Ca
聚四氟乙烯管	0	0	0	0	0	0	0	0	0	0	0	0
聚丙烯管	0	0	0	0.10	0.25	0.15	0.12	0.19	0.04	0.20	0.25	0.15
ABS 管	0	0	0	0.10	0.20	0.25	0.10	0.20	0.20	0.20	0.25	0.20
有机玻璃管	0	0	0	0.20	0.20	0	0.40	0.50	0	0.40	0.50	0.30
硬聚氯乙烯管	0.33	0.35	0.50	0.50	0.83	1.2	2.5	2.0	11	2.66	2.0	12.0
灰聚氯乙烯管	0.63	0	1	1.90	1	5.30	2.50	2	11	2.50	2	15.5
不锈钢管	0	—	0	0.2	—	0	0.35	—	0.17	0.35	—	0.17
聚氯乙烯水龙头	0.14	1	20	0.71	1.5	3.5	0.85	2	4.5	1.6	2	4.5
国外聚丙烯	0	0	0	0.46	0	0.46	0.58	0.38	0.85	0.58	0.38	1.0

注：表中离子浓度通过无火焰原子吸收光度法测定。

❷ 管道腐蚀、结垢和沉积物对水质的污染。

给水管道内壁的腐蚀和结垢是普遍的现象。管壁的结垢，降低了管道的输水能力，增加二级泵站动力消耗，严重时造成爆管事故；管壁的腐蚀产物进入水中，降低了水质质量，对生活饮用水危害极大。

我国城市大部分配水管网的管材一般采用铸铁管、钢管等金属管材。随着运行年限的延长，管道逐渐出现锈蚀现象，其表现形式有生锈、坑蚀、结瘤、开裂或脆化等。按照腐蚀过程的机理，腐蚀可分为没有电流产生的化学腐蚀，以及形成原电池而产生电流的电化学腐蚀。给水管道内壁产生的腐蚀一般是电化学腐蚀。影响电化学腐蚀的因素有很多，一般情况下，水中含氧越多腐蚀越严重；水的 pH 越低，腐蚀越快；水的含盐量越高，腐蚀越快；流速越大，腐蚀也越快。金属管内壁锈蚀后，会产生一种厚度不一的“环状锈垢”。当水中含盐量较高时，锈壳内的各种盐类不断积累，促使铁细菌依靠盐类的氧化而不断繁殖。铁细菌生存过程中吸收亚铁盐，排出的氢氧化铁产生大量沉淀，从而使管道出现结垢。管道内壁产生结垢的原因很多，水中的碳酸钙或悬浮物沉淀，水中的铁、氯化物和硫酸盐含量过高都会导致管道内壁结垢。除了上述情形外，生活饮用水中含有一定浓度的金属离子，如钙离子、镁离子、铁离子等，这些金属离子在供水管网内达到一定浓度后，随着水的 pH、余氯量等因素的变化，沉积在管道内壁上，造成管道内壁结垢。管道内壁的锈蚀、结垢必将导致水中余氯量迅速减少，色度、浊度等指标明显增大。腐蚀物及污垢对水质的危害程度与系统投入使用的年限有关，年限越久对水质的污染也越严重。一般来说，对于未经防腐处理的金属管道，当使用 5～10 年后，污垢就已达到了恶化水质的程度；对于防腐处理较差的系统，3～5 年后就开始出现腐蚀现象。

管道腐蚀、结垢与水质化学稳定性密切相关。水的腐蚀性和结垢性一般都是水-碳酸盐系统的一种表现。当水中的碳酸钙含量超过其饱和值时，则会出现碳酸钙沉淀，引起结垢现象；反之，当水中的碳酸钙含量低于其饱和值时，则水对碳酸钙具有溶解的能力，能够将已经沉淀的碳酸钙溶解于水中。前者称为结垢型的水，后者称为腐蚀型的水，总称为化学不稳定的水。对于混凝土和钢筋混凝土一类的管材来说，腐蚀型的水可以把输水管壁中的碳酸钙溶解出来；对于金属管材来说，则是溶解掉原先沉积在金属表面的碳酸钙，从而使金属表面裸露在水溶液中，产生腐蚀过程。在水-碳酸盐系统中，控制腐蚀过程的一个常用而又简便的方法是在管壁上沉积一层碳酸钙保护层，把水和金属隔开。当然，保护层的厚度不能无限度地增长，因此需要同时控制结垢过程。

❸ 微生物繁殖对水质的污染。

经消毒后自来水在从水厂经供水系统输送至用户后常出现细菌总数和总大肠菌群超标现象，说明微生物在管网中重新生长、繁殖，部分细菌在管壁上利用水中营养基质生长而生成生物膜。管壁生物膜可能成为管壁腐蚀和结垢的诱因，生物膜的老化脱落会恶化水质。

微生物繁殖对水质的污染主要表现在：细菌和大肠杆菌的再度繁殖；耐氯微生物的滋生；自养型铁细菌的繁殖；硫的转化菌的繁殖；硝化与反硝化菌的繁殖。微生物的再度繁殖对水质的危害，除了直接造成细菌学质量的下降，同时也是金属腐蚀结垢产生的诱导原因，并且还会造成浊度、色度、有机污染物、亚硝酸盐指标的上升。例如，当水中 pH 小于 6.5 且水中铁的含量超过 3 毫克/升或管道为金属管时，将导致自养型铁细菌大量繁殖和金属腐蚀，进而造成细菌、浊度、色度、铁等指标的上升。微生物造成的二次污染主要环节在城市管网末梢，尤其是居住区管网和蓄水池（箱）等处。另外一些家庭在水龙头安装了家用净水器，由于净水器的质量问题或使用不当也成了微生物的污染源。

近年来，人们认识到引起给水管网中细菌重新生长和繁殖的主要诱因是出厂水中残存异养细菌生长所需的有机营养基质，即可生物降解的有机物。尽管自来水厂通常通过加氯消毒，同时保持管网末端有一定的余氯量来控制细菌在管网中的生长，但出厂水中仍残留有细菌（出厂水菌落总数小于 100 CFU/ml），氯消毒后部分受伤细菌在管网中能自我修复、重新生长并繁殖，导致用户水质变坏。因此关键在于控制进入给水管网中的有机营养物的含量。

❹ 氯化消毒副产物对水质的污染。

氯化消毒副产物是在饮用水的加氯消毒过程中，有效氯与原水中存在的有机物发生反应而形成的。通常将水中能与氯形成氯化消毒副产物的有机物称为有机前体物，它们通常是腐殖质、藻类及其代谢物、蛋白质等。腐殖质是天然水中有机物的主要成分，主要由腐殖酸和富里酸组成，是多种消毒副产物的主要前体物，消毒副产物随腐殖质含量增加而增加。如腐殖酸在氯化消毒过程中，在强氧化剂的作用下，本身结构被破坏，降解成低分子化合物，这些低分子物质进一步作用，产生挥发性卤代烃（如三氯甲烷、溴仿）和非挥发性氯化有机物（如氯乙酸、溴氯乙酸）。

有研究表明，氯化消毒副产物在整个供水系统中表现出如下规律：管网水高于出厂水、高于原水，且随管网距离的延伸而增加。由此判断，也存在管网输水过程产生氯化消毒副产物对水质的污染。这主要是因为一部分在清水池中未能反应的有机前体物和余氯继续在管网中反应生成消毒副产物。因此，目前国内普遍采用的用出厂水的水质指标来衡量整个管网水质的方法存在一定缺陷，对于消毒副产物控制来说，不应将出厂水中消毒副产物的浓度作为控制指标，而应以管网中的消毒副产物的浓度作为控制指标。

（2）二次供水产生污染的原因

随着城市建设的发展，高层建筑剧增，二次加压供水方式应运而生。二次供水是集中式供水在入户之前经再度储存、加压和消毒或深度处理，通过管道输送给用户的供水方式。通常，二次供水设施包括高位和低位水箱、水泵、输水管道及净化消毒设施。自来水首先进入低位水箱，然后通过水泵输送到高位水箱，再通过重力作用供给高层的各住户。在供给住户之前还必须经二次消毒才能保证饮用水的安全与卫生。二次加压供水解决了部分城市管网水压偏低和高层建筑用水要求。但是，地下贮水池和屋顶水箱等设施又引起了城市二次供水水质污染问题。有关资料表明，1996 年各自来水厂的出厂水各项水质指标的平均值符合现行《生活饮用水卫生指标》，平均总合格率为 99.39%，其中浊度、细菌总数、总大肠菌群和游离余氯量四项指标全年综合合格率平均值达 98.73%，而管网水中浊度、细菌总数、总大肠菌群和游离余氯量四项指标全年综合合格率平均值仅 95.68%，较出厂水降低。二次供水四项指标全年综合合格率平均值则为 83.81%，较出厂水水质明显下降，总大肠菌群和游离余氯量平均值已不符合标准要求，可见二次加压供水的调贮水池、水塔和水箱中的污染较为严重。

外界污染物进入二次供水设施和设施内部污染物的产生直接改变系统内的水质，是二次供水产生污染的直接原因。如灰尘、蚊蝇、老鼠、垃圾通过开敞式或密封不严的检修人孔、通气管、溢流管进入水池内而污染水质。当然，二次供水产生污染的原因是多方面的，既与水质本身的性质有关，又与同水接触的截面性质有关，也与外界许多条件相联系。水二次污染的实质是污染物在水中的迁移转化，这种迁移转化是一种物理、化学和生物学的综合作用过程。在各种因素综合作用下，水中某种物质（污染物）量或者提高，或者降低，导致水质的变化。另外，系统外的各种因素的影响，尤其是污染物直接渗入，直接改变系统内的水质，造成水质的恶化。从目前调查的情况来看，造成二次供水污染的原因有设计、施工方面的因素，也有管理方面的原因。

❶ 二次供水设施设计不合理。

贮水池容积过大，水的停留时间过长，导致余氯耗尽，微生物繁殖。一般情况下，由于城市管网中含有一定量余氯，微生物的繁殖受到抑制。但如果水流速度较低，在管网中停留时间较长，水中残留微生物再次繁殖以及还原性二次污染物都会大量消耗余氯，监测和实验证明，一般情况下，自来水在水箱中储存 6 小时，余氯量已经很微量，储存 12 小时后余氯含量即为零。

泄水管、溢流管等与污水管道连通。正常情况下，泄水管和溢流管不会被污水污染，但在污水管道阻塞时，污水经虹吸作用倒流入储水装置，引起水质污染。据调查，有相当一部分水池（箱）

的溢流管与污水管相连接，而溢流管又缺乏行之有效的防倒灌措施，一旦污水排放不畅，就会引起污水倒流而污染水源；有的溢流管虽没有与污水管相通，但缺乏防虫、防鼠设施，清洗水池时发现死鼠的情况时有发生。

生活饮用水与消防用水共用蓄水池。由于消防用水的不确定性，而其贮水量又必须确保不被动用，因此，生活饮用水与消防用水共用蓄水池势必导致贮水池体积增加、储水量增大，结果使水的停留时间延长和流动状态改变。停留时间过长，水中余氯耗尽，水质发生腐败变质；流动性差会造成细菌和藻类等微生物的繁殖。因此，不合适的水力条件和特性会对水质产生潜在的不良影响，甚至造成水质二次污染，使水质恶化，使之不符合饮用水标准。

工艺设计不合理导致死水区的产生。水箱设计不当，易形成“死水”。“死水”形成的原因：一是部分高位水箱容积过大，使得蓄水量远远大于生活用水量，显著超过了水在水箱中停留的理论允许时间；二是高位水箱的出水口显著高于池底，池中水不能排净，使池底长期保存一部分不流动的死水。另外，水池的进水管与水泵的吸水管设在同一位置，水池的另一端则成死水，导致大量浮游生物的繁殖。

贮水池位置不当。二次供水设施在技术标准上没有许可证要求，工程图纸设计缺乏卫生意识，施工未按卫生要求，建筑工程多层承包，工程质量难以保证。按照《建筑给水排水设计规范》，生活贮水池位置应远离化粪池、厨房、厕所等卫生不良的地方（大于 10 米），防止生活饮用水被污染，对水泵房的布置也有一定要求，但有的房地产开发商从节约成本出发，不按规范行事，导致地下贮水池选址不当，化粪池与贮水池近在咫尺，饮用水与脏水互相渗透，还有相当部分泵房空间偏小，设备与管路之间的距离达不到规范要求，给设备及系统的维护和保养带来了一定难度。

❷ 二次供水设施使用材料导致的污染。

二次供水设施使用材料对供水水质影响巨大。近年来，有研究发现某些细菌在 PVC 塑料容器中更易生长，如不动杆菌属等，这些细菌属疏水性，容易黏附在 PVC 材料表面，吸附其中钳青色的多硫化钠，并使之分解为硫化氢，使容器中的水散发出难闻的气味。橡胶材料也会引起水质变化，天然橡胶会促进放线菌的生长，从而引起微生物腐蚀。1974 年，伦敦一家医院的水质一直不稳定，在水温 22℃时，细菌总数高达 250 000 个/毫升，当管线中所有橡胶接头重新换过以后水质才稳定下来。马颖对混凝土、玻璃钢、不锈钢和陶瓷四种贮水材质的研究表明，混凝土最有利于微生物生长繁殖，玻璃钢次之，不锈钢和陶瓷不利于微生物繁殖，前两种材质的贮水池表面生成生物膜的时间较短。国外的研究表明，建造水池使用木材会促使铁细菌属生长，木材还能促使贮存在水池中的饮用水发生某些大肠杆菌繁殖。

国内二次供水设施中贮水池大都采用混凝土建造，水箱则大部分采用钢板加红丹防腐材料建造，少数采用不锈钢或玻璃钢材料。混凝土化学成分复杂，经浸泡可渗出钙、镁离子等物质，增大水的硬度和 pH，并且还有钡、铬、镍、镉等金属离子渗出，造成水质污染。红丹防锈漆主要成分是氧化铅，其与钢板附着力差，不抗水力冲刷，易脱落，造成水中铅含量增加。我国给水管材主要采用普通冷镀锌钢管，这种管材防腐锌层薄且附着力差，极易造成局部脱落使水中锌含量增高。

❸ 二次供水卫生管理对水质的影响。

建立完善的卫生管理制度，进行经常性的卫生监督检查，是二次供水卫生管理中的一个重要内容。不设专人管水，水房内杂物堆放。水池无盖、无锁，排气孔和溢流口无防护装置等现象都是缺乏完善的管理制度。

根据饮用水的基本要求，凡设立屋顶水箱至少半年要清洗一次。城市高楼除少数宾馆基本按要求做到了以外，由于费用问题，几乎所有居民楼的屋顶水箱都未做定期清洗。

二次供水管理部门多，有物业公司、开发公司、部门房屋管理科室、房产经营公司等，也有跨区供水现象，管理起来非常复杂，给卫生监督工作带来不便。

二次供水的外部执法环境不理想。虽然我国现有的有关卫生法律法规，如《中华人民共和国食品卫生法》、《公共场所卫生管理条例》、《生活饮用水卫生监督管理办法》和《二次供水设施卫生规范》，对供水项目进行预防性卫生审查作出了相关规定，但由于没有配套的实施细则，致使基层卫生部门开展预防监督工作存有难度。

2．生活饮用水二次污染防治措施

（1）提高出厂水水质和稳定性

如前所述，微生物繁殖、管道腐蚀、结垢和沉积物对水质的污染与水质稳定性密切相关。要减少生活饮用水二次污染，提高出厂水水质可以说是从污染产生内因入手的治本之举。

传统净水工艺对水中溶解性有机物没有明显的去除效果，相反还可能导致消毒副产物增加，使水质毒理学安全性下降。现在已有不少国家规定了出厂水中 AOC（生物可同化有机碳）、BDOC（生物可降解溶解性有机碳）及高锰酸盐指数的上限值，以抑制管网中细菌的生长、繁殖。目前，强化混凝、活性炭吸附、膜过滤等饮用水深度处理技术可有效去除和降低水中有机物含量，因此采用饮用水深度处理技术提高出厂水水质是解决二次污染的有效措施。

调整出厂水的 pH，控制合理的出厂水碱度、总硬度、盐量（$Cl^-+SO_4^{2-}$）是保证出厂水、管网水化学稳定性和提高管网终端用户水质的关键。目前在改善水质化学稳定性方面比较现实的做法是推行调整 pH 法，即水在出厂前投加稳定剂，把 pH 调整至 7～8.5，提高水的化学稳定性。这种方法在欧美等发达国家已得到了广泛的应用，并且取得了很好的效果。

（2）管材、贮蓄设备采用优质耐腐蚀、不污染水质的产品

从给水管材实际使用情况来看，镀锌钢管由于腐蚀、结垢严重，在 8～10 年内需更换新管；铸铁管虽然耐腐蚀性能好一些，但管内结垢也很严重，因此应逐步淘汰和禁止采用镀锌钢管及铸

铁管，改用耐腐蚀、不结垢的给水塑料管或耐腐蚀金属管、复合管等。此类管材能长期保持良好的卫生性能、输水性能，特别是复合管不仅具有塑料管耐腐蚀、不结垢的优点，而且强度比普通给水塑料管高，耐压性能好。随着技术的不断发展，管材价格趋于合理，复合管将成为我们优先选用的管材，像铝塑复合管、钢塑复合管等将逐渐成为给水管材的主流。在选用优质管材的同时，管件一定要采用配套的塑料或铜管件，防止管件的腐蚀、漏水，增加整个管道系统的使用寿命。

二次给水的贮水装置水池（箱）材料的选用，应以不污染水质为原则；水箱材质、衬砌材料和内壁涂料，均不得污染水质。使用水泥材料时，应做内衬处理，防止水泥中有害成分析出。对于只贮存生活调节水的水池可以采用不锈钢、搪瓷钢板或达到卫生要求的玻璃钢水箱代替，有效避免青苔、微生物、细菌的滋生，而且投资不会增加太多。水箱材质除了传统的钢筋混凝土外还有钢板、复合钢板、不锈钢和食品级玻璃钢等十几种材料。当水箱设置在室外时，选用混凝土内衬不锈钢水池；当水箱设置在室内或屋顶时，选择的优先顺序为：全不锈钢—不锈钢复合钢板—混凝土内衬不锈钢。对于改造工程还要考虑尽量减少负荷，选择自身重量较轻的食品级玻璃钢水箱。随着抗菌材料研制开发，抗菌材料性能的不断提高，水箱内壁涂刷长效抗菌涂料，也是一种可行的方法。采用抗菌涂料的抗菌方式与传统的化学灭菌、物理灭菌相比，安全性好，对健康无害，不造成对环境的污染；对以大肠杆菌、金黄色葡萄球菌、白色念珠菌为代表的细菌能有效地抑制，抑菌率多在 90%以上。但抗菌材料行业，目前仍处在发展阶段，要注意选用稳定性好、长效、可靠、耐擦洗的抗菌涂料。

（3）完善二次供水设施的设计和施工

❶ 水池（箱）的结构设计合理，消除局部死水区。

为使水池（箱）的水不断流动，通常进出水管对侧设置，不宜靠近。小区内的贮水池其容积相对较大，池内宜设导流墙，防止水流短路，形成局部死水区。另外，高位水箱生活水管的出口布置通常高出箱底 50 毫米，其目的是为了防止水中的沉淀物流出污染水质，而实际上沉淀物留在水箱中适得其反，造成水的滞留，反而不利于水质防护。最好的做法是在水箱进水管上安装过滤器，滤掉给水中可能存在的颗粒杂质，使高位水箱生活水管的出口与箱底平齐。合理设置水池（箱）中的管、孔，使水形成推流式流动状态，水池（箱）中的水位可用液位继电器控制，以减少水池（箱）体积；池底要有一定的坡度，溢流管应设存水弯，用水封防止外界污染物进入，应设两个以上的通气管，并在管口处设置防虫、鼠、尘埃的网罩；人孔要采用密闭式。

❷ 合理确定生活水池（箱）容积，控制水的滞留时间。

水池（箱）容积的确定，既要满足正常供水要求，容积不能过小，又要避免容积偏大，导致水在水箱中停留时间过长，而影响水质。所以，在贮水量足够的前提下，应尽量减少水池（箱）容积。研究表明，在全年平均水温≥15℃的地区，平均水力停留时间 4～6 小时为宜；在全年平均水温≤15℃的地区，平均水力停留时间 6～10 小时为宜。因用水量与气候、季节、生活习惯等有关，设计所确定的最高日用水量与实际用水量有时可能有差别。若生活用水在水箱内的停留时间过长，就应设法降低水箱的最高水位控制点，或改造水箱结构，减小生活调节水贮量，避免水质腐化。

❸ 分建生活、消防水池避免生活水的二次污染。

生活、消防合建水池容积一般都较大，包括生活调节水量、火灾延续时间内室内外消防用水量，其中消防贮水量占的比重较大。水池内水更新周期超过 24 小时，水中余氯不足，造成细菌、藻类滋生、繁殖。合建水池室外消防车取水口若密封不好，也会污染池水。为了避免二次污染，保证生活用水的水质，按照《建筑给水排水设计规范》（GB 50015—2003）规定，生活饮用水水池（箱）应与其他用水池（箱）分开设置。

❹ 取消屋顶水箱，采用以变频调速供水技术为核心的集中供水方式。

在给水方式中，设屋顶水箱的给水方式是最普遍、最常见的。该给水方式具有供水安全、可靠、造价低的优点，但其缺点也很明显，增加建筑立面设计的难度和结构荷载，最主要的是水箱可能因管理不善造成水质二次污染。上海现行的《住宅设计标准》规定：多层住宅宜采用变频恒压供水方式。建筑高度不超过 100 米的建筑生活给水系统宜采用垂直分区并联供水方式，低区利用市政管网的压力直接供水，中区和高区各采用一组变频调速泵供水。这样系统中无高位水箱，减少了水质可能受污染的环节。随着我国变频技术的不断发展，建筑采用变频供水，取消高位水箱，减少二次污染途径将成为一种趋势。

（4）加强饮用水卫生管理和监督

建筑给水系统中，管道和贮水设备管理状况的优劣，将直接影响水质状况。因此，首先要对二次加压供水系统的设计、选材、施工、验收严格把关；其次要依法对生活饮用水二次污染进行监督管理，明确城市供水单位、二次加压设施产权单位、专业清洗单位、卫生管理部门的职责，形成互相制约的管理机制。在管理上，应严格执行水箱、泵房管理标准，按时清洁水池（箱），并对直接涉及生活饮用水质量的部位，如水池（箱）的二次消毒设施、内壁、进出水口、溢流口、人孔等进行经常性的维护，杜绝人为因素造成的污染。总之，要将生活饮用水二次污染防治纳入法制化、科学化、有序化的管理渠道，为广大居民饮用到合格水和优质水提供可靠的保障。

（5）增加二次供水处理设施

❶ 增加二次供水处理设施，集中再处理。

当城市供水管网造成的二次污染使水质不合格，并且难以改变管网造成的二次污染时，可以采取居住区集中再处理措施。这对于那些位于管网末梢的居住区或用水点是非常必要的。近年来随着水的深度处理技术的发展，已经出现了如膜过滤、活性炭吸附、新型粒状材料过滤、臭氧处理、紫外线消毒等结构简单、处理效果好的集成处理装置，可为饮用水的集中再处理提供技术保障。

❷ 增设直饮水管道，分质供水。

据统计，生活饮用水量只占城市自来水总用量的 3%～5%，对生活饮用水进行深度净化处理，是解决污染、提高生活质量的捷径。管道分质供水是在居住小区内设净水站，将自来水进一步深度处理、加工、净化，在原有自来水管道系统的基础上再增设一条独立的直饮水管道，将水输送至用户，供居民直接饮用。分质供水系统的建立，可以提高大量的一般用水的水质，从而避免处理成本上升、资金浪费，也可省去桶装、瓶装纯净水的运输和搬运，用户可随时打开水龙头使用，水质比家用净水器更有保证。当然，要确保直饮水系统无二次污染，必须在设计、施工和管理各个环节采取防治水质二次污染的措施。

管道分质供水系统已在上海、深圳、宁波等地应用，这一技术会逐步走向成熟，它是解决人们对饮用水水质的更高需求，减少环境污染对人体健康危害的一条比较现实可行的途径，应予以重视。

❸ 安装家用净水器，分散再净化。

对于难以采取集中再处理设施的居住小区，可以在用水端安装家用净水器。发达国家中有些早已采用这种治理水二次污染的措施，近年来我国城市家庭使用家用净水器也越来越广泛。家用净水器推广使用中的主要问题是优质的高档净水器效果较好，但价格较高，一般为每只 1 000～3 000 元，有效处理水量为 2～6 立方米，几个月就需要换芯，人们难以接受。而且有些家庭误认为净水器是一劳永逸的，超过有效净水量后还用，反而成了污染源，尤其是生物污染严重。另外目前市场上的家用净水器中填装的净水材料主要是粒状活性炭、活性炭纤维和滤膜，从去除杂质方面看有很好的效果，但消毒效果差。有人认为膜滤可以去除微生物，但实际上膜后的细菌再度繁殖也是很严重的。因此家用净水器开发的关键是消毒和抑制细菌生长的技术开发。

二、瓶（桶）装饮用水二次污染及防治

瓶（桶）装饮用水存在的卫生隐患——瓶（桶）饮用纯净水的二次污染，主要问题是卫生指标、电导率、锶、偏硅酸不合格，卫生指标中的菌落总数超标问题最为突出。徐水凌、王丽欣等对33 台饮水机出水进行的微生物检测表明（表 9-3），使用前桶内纯净水微生物超标率为 15.2%，而饮用 3 天后冷、热水出水超标率分别为 45.2%和 12.1%，饮用 7 天后冷、热水出水超标率分别为 69.7%和 21.2%，其中以细菌总数、霉菌和酵母菌超标严重。消费者饮用这样的水，极易引起肠胃不适，影响消费者身体健康。

表 9-3　饮水机出水微生物检测结果

水样		样本数	细菌总数/（CFU/ml，中位数）	大肠菌群/（MPN/100ml）	霉菌/（CFU/ml）	超标数	超标率/%
用前水		33	2	0	0～2	5	15.2
3 天后	冷水	33	18	0	0～10	15	45.2
	热水	33	8	0	0～2	4	12.1
7 天后	冷水	33	246	0	0～52	23	69.7
	热水	33	16	0	0～6	7	21.2

1. 瓶（桶）装饮用水产生二次污染的原因

从瓶（桶）装饮用水生产到送至用户使用，哪些环节产生了二次污染呢？经过分析，瓶（桶）装水发生二次污染的原因可大致分成以下几个方面：

（1）企业生产的水质不合格，主要是微生物污染

2003 年，在国家质检总局对饮用水进行的国家监督专项抽查中，来自北京、上海、天津、江苏、广东、湖南、江西 7 个省、直辖市生产及流通领域的 142 家企业的 146 种瓶装和桶装饮用水，110 种合格，产品抽样合格率为 75.3%。其中，抽查矿泉水 43 种，合格 30 种，抽样合格率为 69.8%；抽查纯净水 103 种，合格 80 种，

抽样合格率为 77.7%。此次抽查有 33 种饮用水菌落总数项目不合格，其中最严重的样品菌落总数超过标准允许值（≤20 CFU/毫升）的 2 400 倍。另外，抽查发现三种纯净水产品不仅菌落总数超标，而且检出霉菌和酵母菌。造成微生物超标的原因很多，生产工艺、生产环境、人员卫生、包装容器等都可能引起细菌污染。另外，还有瓶盖密封性不好。此类不合格的含菌瓶（桶）装水一经开启使用，条件适宜，微生物便会迅速大量繁殖，使水质恶化。

（2）回收桶

回收桶也是桶装饮用水二次污染的“源泉”，这种桶在外观上消费者无法识别，甚至专业人士无测试手段条件下也难于辨别。回收桶不符合国家和国际食品质量要求，含有对人体有害的多种元素和有毒的化学物质。

（3）饮水机

饮水机刚开始进入我国也仅仅是在机关团体、商场、办公室等公共场所使用，随着人民生活水平的提高，消费能力的增强，以及对自身健康的更加关注，饮水机开始逐步走入家庭，受到家庭消费者的青睐。据统计，从 1998 年开始，家庭购买饮水机的数量首次超过了团体的购买数量，家庭已经成为饮水机消费的主力军。

使用饮水机加热桶装水，会不可避免产生细菌滋生、水垢等问题。一般来说，发生饮水机对桶装水的二次污染主要有以下几个方面：一是饮水机使用时，进水桶内的空气中存在有害细菌和有毒物质。据有关资料，即便是清洁的环境，每立方米空气中也有 4 000 个左右的细菌。可见，这些细菌通过水、气交换进入饮水机及桶内，时间一长会增加污染物质，从而改变原本纯净水的组成，使之成为迅速繁殖的“温床”，水中的细菌数经过一定时间的积累，便生成了新的二次污染，造成饮用水、饮水机的二次污染。二是水桶表面的细菌、有害物质和空气中自由漂浮的藻类孢子等，在更换水桶时，极易落在水桶与饮水机的接触部位，光合作用后产生藻类污染和细菌污染。三是饮水机本身质量问题。有些饮水机冷水胆口的衔接处缝隙较大又无密封装置，或进气通道无过滤装置，在饮水机使用时，水、气交换过程中，一些小的昆虫被吸入，造成污染。四是饮水机内胆底部为防止干烧长期存有积水，饮水机里的水、气、温度给大肠杆菌、霉菌等提供了有利条件，导致细菌滋生、繁殖，影响了水质。

2. 瓶（桶）装饮用水二次污染防治

（1）加强桶装水生产企业的监管

据了解，现今桶装水市场上存在着众多的前店后厂式的“水作坊”。它们是租一两间不过五六十平方米的民房，花两三万元买一套净化设备，雇三五个工人纯手工操作，连一套符合要求的工作服都没有，更谈不上检测设备、空气净化设备。这种“水作坊”制造出来的桶装水是完全没有质量保证的。另外，我国目前的饮用水市场管理比较混乱，瓶装饮用水名称混乱，除矿泉水、纯净水以外，还有矿化水、矿物质水、营养水、离子水、山泉水、生态水、太空水、富氧水等，很多水既没有国家标准，也没有企业标准。致使人们在饮用水名称上雾里看花，无所适从。

桶装水已被国家质检总局列入第二批实行“QS”（质量安全）认证准入食品，认证工作已于 2003 年第三季度全面展开。QS 认证细则十分严密。该制度规定饮用水生产企业必须具备十项保证产品质量的必备条件，即环境条件要求、生产设备要求、原辅材料要求、生产加工要求、产品要求、人员要求、检验要求、包装及标识要求、贮运要求和质量管理要求，才能取得食品生产许可证。这就意味着，达不到要求没有 QS 标志的桶装水将一律不得在市场上销售。QS 标志认证可以从源头上进行更有效的监管，对规范桶装饮用水的生产以及促进行业发展有着重要的意义。

另外，桶装水电子“身份证”的推出，能对桶装水的质量加强监管。目前，北京企业生产的桶装水有了电子“身份证”，消费者可通过拨打电话、上网等多种方式对桶装水进行真伪查询。桶装水的电子“身份证”就是“监管码”，是由一组变条码和一组变数码组成，每个桶装水的电子身份证都是唯一的。

（2）消费者要选用质量好的桶装水和饮水机，做好清洗消毒

桶装饮用水是送货上门，消费者可从以下特点来鉴别：❶ 选购有“QS”标志的品牌，购买正规、知名厂家的产品。通过 QS 认证的瓶（桶）装水企业，其瓶（桶）壁的标签上都加贴有醒目的 QS 认证标志。标志主色调为蓝色，字母“Q”与“质量安全”四个中文字样为蓝色，字母“S”为白色。标志下方有生产许可证编号，厂名、厂址、电话号码。桶口密封严密不滴漏，封口上贴有生产合格证及生产日期标签。这些厂家质量体系较为健全，质量相对有保证；服务较完善，每隔一段时间会有工作人员上门负责清洗饮水机。❷ 正规厂家的送水员一般都统一着装，有工作牌，配备有擦拭饮水机水口的消毒纸巾等进行工作。❸ 查看水中有无杂物悬浮，是否清澈透明、不浑浊。

2006 年 8 月国家质检总局对市场上销售的饮水机和饮水机内胆产品进行的质量监督抽查显示，所抽查的 61 种产品抽样合格率为 65.6%。抽查结果表明，市场占有率较高的大中型企业产品质量较好；小型企业的产品抽样合格率为 55.6%，产品质量存在的问题较多。主要质量问题包括，输入功率和电流不符合标准要求；产品结构不符合标准要求；电源连接及外部软缆和软线不符合标准要求；外导线用接线端子不符合标准要求；饮水机所采用的不锈钢内胆中铬、镍重金属元素超标。

由于饮水机机内设备与饮用水直接接触，因此选用饮水机时要注意一些基本问题，如部件与部件之间的密封性、材料的抗菌性以及内部电路布线、防触电保护措施等。要检查聪淋座有无密封胶垫、透气孔有无过滤材料，最好选用内腔是抑菌或抗菌材料的饮水机。中国疾病预防控制部门进行的一项金属材料抗菌性能研究发现：在实验条件下，紫铜对大肠杆菌、金黄色葡萄球菌的抗菌率均达到 100%，而普通不锈钢则只有 32.28%和 17.60%；紫铜的长霉等级为 0 级（不长霉菌，显微镜下观察未见生长），而普通不锈钢的长霉等级竟高达 4 级（生长覆盖面积在 60%至全面覆盖）。报告显示，紫铜对比普通家电中使用的不锈钢材料，具

有强抗细菌作用和强抗霉菌性能。基于这样的研究结果，专家认为，在饮水机的水路部件上可考虑使用铜质材料，例如铜储水罐，通过铜材料本身的抗菌抑菌功能，达到防止二次污染、净化饮用水的效果。

正常情况下，桶装水的使用期一般为半个月左右，最佳为一个星期，最长为一个月，但为了防止饮水机对桶装纯水的二次污染，消费者使用桶装水时要注意尽快将水用完，水桶扣在饮水机上的时间不宜过长，否则容易滋生细菌，尤其是在夏季温度高时。因此，人口少的家庭应选用容量小的桶。另外，饮水机不宜放置在阳光直接照射的地方，这是因为水瓶中有充足的氧气，如果再加上高温的阳光照射，微生物的繁衍会加剧。为确保饮水卫生，用户应经常对饮水机进行清洗消毒。一般讲，不具备防二次污染的饮水机清洗消毒一般为冬季 1 次/月，夏季应该 1～2 次/月；具备防二次污染功能的饮水机，在定期更换消毒过滤膜的条件下，可一年左右消毒清洗一次。

可是饮水机到底如何清洗，有哪些方法呢？一般来说，饮水机消毒首先打开饮水机后部的排水阀，放掉饮水机中残留水，然后用消毒液浸泡饮水机各管路。消毒时，消毒液的浓度、消毒时间十分重要。原则上讲，如果消毒液浓度高，消毒时间则可减少；消毒液浓度低，消毒时间则应延长。当然，消毒液浓度不应过高或过低，应按合格产品的使用说明进行。消毒液有效成分以二氧化氯、双氧水为多。使用二氧化氯消毒时，用 50～100 毫克/升的浓度消毒 5 分钟，即可达消毒目的；使用双氧水消毒时，用 1.5% 左右的浓度消毒 5 分钟也能满足要求。此类方法可有效杀灭大肠杆菌、金黄色葡萄球菌、白色念珠菌、枯黄杆菌黑色变种芽孢。

另外，也可利用臭氧的杀菌作用来达到清洗消毒饮水机的作用。将臭氧从饮水机上部的入水口注入，大约经过 20 分钟的熏蒸可以杀灭大部分的有害细菌。此方法消毒效果很好，且成本较低，但没有清洗水垢等杂质作用，消毒过程中挥发出的臭氧对人体也有不利的影响。饮水机消毒清洗的其他方法还有加压过滤法。将清洗机的一端接到水机的入水口，另一端接入饮水机下部的排水口，形成一个闭路循环，采用双氧水作为消毒剂介质。该方法利用清洗机械自身的循环压力，不但可以充分达到清洗目的，而且还可以通过机械压力将被清洗出来的水垢和杂质完全排出。该方法因采用的是双氧水消毒清洗剂，经化学反应后生成物为水和氧气，对人无毒无害。以上消毒清洗方法仅供参考，具体操作要根据饮水机供应商提供的产品说明进行。当然，消费者也可要求桶装水供应商代为消毒。

结　语

我们需要总结一下，什么样的水才是优质的饮用水？优质的饮用水应该是喝了以后有利于健康的水。这是一个很高的要求，但也是一个合理的要求。近 30 年来对此问题引起了多方面的兴趣和讨论，虽有不少见解见于期刊、网络和厂家宣传材料中，但总体缺乏系统的研究和完整的数据，还有许多事要做。

一、饮用水质量的研究与讨论

天然水总是由水和水中分散质两部分组成，因此饮水质量的优劣必须从水本身和分散质两方面说起。

1. 水的组成和水的缔合状态

水由水分子组成。水分子又由氢元素和氧元素组成。通常水的化学式写为 H_2O，但仔细考察，H_2O 不能代表自然界中所有的水分子。

氢和氧各有三种同位素。氢的同位素分别以 H、D、T 三个拉丁字母表示，而氧的同位素则用 O^{16}、O^{17}、O^{18} 表示。每种元素的同位素核电荷数相同，但原子量不相等。例如氢的同位素 H 的原子量为 1，而 D 的原子量为 2，足足大了 1 倍。两种元素的不同同位素组成的水分子有 18 种之多，每种分子的质量亦不相等，如由 H 和 O^{16} 组成的水分子（H_2O^{16}）的分子量为 18，而由 D 和 O^{16} 组成的水分子（D_2O^{16}）的分子量为 20。水中除 H_2O^{16} 外，其余水称为重水。天然水就是普通水（H_2O^{16}）和重水（D_2O^{16}，DHO^{16} 等）的混合物。不过，天然水中普通水（H_2O^{16}）占 99.745%，重水含量极少。

天然水中重水含量比较固定，若含量高时则不适于饮用。由于构成重水的同位素 D 在体内代谢力低，不易排出，喝入较多的重水会影响人体正常生长，甚至加速衰老和降低生殖能力。

不同地区、不同方法得到的液态水，在外观上无甚区别，但在微观上有不少差别。主要表现在液态水中水分子以不同的数目发生“缔合”。我们常以$(H_2O)_n$表示，其中 n 为缔合度，n 为大于 2 的自然数。n 越大，水缔合而成的分子团就越大。

水分子团大小与人体生理功能的关系已有不少研究和讨论。比较一致的看法是：小分子团水的扩散力、渗透力比较强，有利于进入细胞组织，也有利于在体内运送氧和营养物质，能够加速代谢过程。

水的温度和水中杂质对水分子团大小均有影响。确定水分子团大小及其相对应的几何形状并非易事。目前，可以用核磁共振技术了解水分子团大小。当水中 O^{17} 的核磁共振幅窄（小于 100 赫）时，表明水分子团较小。

如何使水分子团从大变小？许多人作过探索，如磁场处理。缔合水分子由于受磁场作用，联系水分子的氢键断裂，导致水分子团变小；但也有人怀疑这种小分子团水的稳定性。还有一些未公布细节的技术措施，其可行性尚需一段时间来检验。

2．水中分散质

根据水中分散质与人体健康的关系可将其分为人体必需物和人体有害物。

人体必需物包括常见的钠、钙、钾、镁的硫酸盐或氯化物和多种微量元素，在本书第 5 章中作了较详细的介绍。推广纯净水的有些人认为上述必需物不一定依靠水中摄取，可以从食物中获得。大部分从事水研究的人主张水中应有适量的矿物质和微量元素。

优质天然水中的矿物质有一定的离子配伍和平衡关系。向天然水或纯净水中投加矿物质时要慎重，投加方法和投加量要仔细研究，并应追踪饮用效果。

水中有害物大部分来自人为污染。本书第 4 章作了介绍。这些有害物有些使人中毒，有些使人患病，有些发生遗传效应。严格来讲，水中有害物应彻底去除，这在目前还做不到。各国都在按照自己国情不断修订水质标准，增加检测项目、严格限值。在有害物控制方面有两个问题值得特别重视。一是重金属离子（如汞、铅）在人体的某些组织中会富集，虽然它们在每次饮水中并不超标，但久而久之，长年累月饮用，就会导致在人体内超量；二是有机物，单项在每次饮水中含量并不超标，但种类颇多，就其总量而言则不能小看，目前许多国家的水质标准中注意到了此问题。

饮用水中不应含有毒、有害和有异味的物质，对此普遍有着共识。

3. 水退化问题

污染后的水经过常规处理，其品质可能不如未经污染的新鲜水。因此，国内长期研究营养学的专家提出了水退化的新看法。

水的污染和危害已为人们所认识，不存在任何争议。关于水退化的问题在理论和实践上还需做大量工作，可能涉及相当复杂的技术，例如被污染的水在除去污染物后还给水留下什么影响，它给水分子留下的记忆如何捕捉？尽管如此，我们还是要做一点介绍。营养学家李复兴提出，饮用水应该是“没有污染的水、没有退化的水、符合人体生理需要的水”，为此做了大量工作，研发了自然回归水净化工艺（包括净化系统、DDN 活水系统、灭菌系统）。其中 DDN 活水系统有专用设备，水通过此系统被激活，水分子团变小，水的溶解力、渗透力、代谢力增强，复原了水的功能，使水的营养、生理功能符合人体细胞所需。

我们介绍上述内容旨在拓宽饮水研究的思路，从多方面去了解水，使更多的人在不同的时间内能喝上比现在更好的水。

二、安全饮用水

在历史上饮用被污染的水曾发生过许多次重大公共卫生事件，夺去了不少人的健康或生命。饮水安全引起了各方面的高度重视。

安全的饮用水是保证不危害人体健康的水。新《卫生标准》生活饮用水水质卫生要求的第一条中就明确指出，生活饮用水要“保证用户饮用安全”，并明确提出水中不含有病原微生物，饮水中的化学物质、放射性物质不得危害人体健康。

符合卫生标准（GB 5749—2006）的自来水，应该说是安全的饮用水。不过，我们要清醒地看到，我国许多作为水源的河流污染十分严重，相当数量的农村人口还在饮用不达标的水，不少供水系统存在二次污染，桶装水缺乏监管。饮水的不安全因素确实存在。新《卫生标准》中规定的非常规项目的执行要到 2012 年才逐步完成，为时六年，可见新标准实施有一定难度。

在新的《生活饮用水卫生标准》中列入 106 项指标，其中绝大多数是为了限制饮水中的有害物含量。本书用较大篇幅介绍了危害人体健康的几类有害物和二次污染问题。在现阶段饮用符合新《卫生标准》的自来水应该说是安全的。同样，饮用符合相应标准的瓶（桶）装水也是安全的。

三、健康饮用水

人们在生活不断改善后，除了关心饮用水安全，也越来越关心饮用水的营养质量，关心饮用水对人体健康的作用。人们希望喝上比自来水更能保健的水。经过多年的探索与实践，对于安全、健康饮用水的认识有了许多共同点。

1．水中不含任何对人体有害、有异味的污染物

水体主要由于人为污染，带进了多种多样的有害物，我们根据前人的工作，已作了较全面的介绍。长期饮用含有有害物的水，必然损害人体健康。就目前大部分自来水厂的处理技术而言，还不能彻底去除有害物质，但出水必须达到国家饮用水卫生标准，并向用户送达水质化验单。这样，有条件的用户可以有针对性地进行深度处理，使有害物含量降到更低。

2005 年建设部发布了《城市供水水质标准》，比 1985 的标准

大大提高了要求。在这种形势下各地城市自来水厂要进行技术更新，加大对有机物和重金属离子的去除效果，努力控制出厂后的二次污染，使用户喝上安全的龙头水。有条件的地方要加快分质供水的步伐。

2. 饮水中有益的矿物质含量适中

水中有益的矿物质主要是指钙、镁、钾、钠的氯化物和硫酸盐，它们是人体必需的。对于含盐量过高的水要进行适当脱盐；对硬度过高的水要进行软化；含氟过高时要进行除氟。这种有的放矢的处理不能单靠传统工艺完成。自来水厂要根据水源水质制定相应措施。

天然水中的矿物质存在着自然的水化学平衡。向水中投加矿物质时要注意投加方式和用量，并不是多一点更好。

3. 饮水中含有人体需要的微量元素

微量元素在人体内的含量甚微，但其发挥的作用却不小，微量元素缺乏常引起各种疾病。微量元素的正常摄取来自于食物和水，也可由药物补充。

有些微量元素存在于水中更易被人体吸收。大部分地表水中都含有多种微量元素，但含量极少，对于这种水应采用科学方法适当引入。

我国不少地方藏有优质矿泉水，其中常含有一种以上的人体必需微量元素，应大力开发。尽量用优质天然矿泉水取代人工矿物质水。

4. 水略呈碱性

饮用水的 pH 应尽量和人体血液、体液的 pH 接近，以维持平稳的代谢过程。人体血液的 pH 一般为 7.35～7.45，正常人体液 pH 为 7.45，肠道通常为弱碱性环境。因此，喝了弱碱性的水可避免体内较大的 pH 波动。我国饮用水的卫生标准中规定 pH 为 6.5～8.5，偏酸性范围甚小（0.5），而偏碱性范围较大（1.5）。

5. 水中含有适量的溶解氧及二氧化碳

溶解氧是水中以分子状态存在的氧。在 25℃、1 大气压下纯水中氧的溶解度为 9 毫克/升。水中溶解氧的多少依赖于水温、杂质等条件。水中溶解氧一般在 8 毫克/升左右，但在藻类滋生的水中溶解氧会过饱和，氨氮过多的水中溶解氧会很低。饮用水中溶解氧应在 7 毫克/升左右。

水中有适量的二氧化碳，可以对水的 pH 变化起到一定的缓冲作用，饮用时更感爽口。

6．水的分子团小

液态水常以两个以上的水分子缔合而成大小不等的分子团，有时成百个水分子形成链状。这些分子团也不很稳定，常常缔合、解散，又和其他水分子重新缔合。在一定条件下，某一缔合度的分子团占优势。

饮用水中水分子团大小与人体生理过程的关系引起了许多人的兴趣，从不同角度进行了研究。现在许多研究者认为：喝分子团小的水更有利于健康，并对饮用后的效果进行了观察。

水分子通过氢键互相缔合时要向环境释放能量；而大的缔合分子变为小的缔合分子时却要从环境中吸收能量。所以，一般认为小分子团水具有较高能量，它的活性较强，容易进入细胞膜并在体内发挥作用。水分子团变小时水的黏度变小、电导率变大。

当条件一定时，大分子团水不会自动地变为小分子团水；要变成小分子团水必须从外界吸收能量。诸如磁化、电解及其他一些方法均可使水分子团变小。

7．水的扩散力、渗透力要强

我们在第 1 章中介绍过水在人体内的生理功能，从中看出：若无水参与，人体内代谢过程是无法进行的，生命就会终止。人体新陈代谢过程中，营养物质的溶解以及代谢产物的排出，需要通过水来实现。水将各种营养物质输送到身体各部，或通过细胞膜将废物带至体外，都要求水具有强的扩散力和渗透力。

温度、杂质都会影响水的扩散力和渗透力。水分子团大小也是一个重要影响因素，小分子团更有利于扩散和渗透。

在我国，城乡之间和地区之间由于自然条件和经济方面的差别，很难统一提供安全、健康的饮用水，目前只能因地制宜让广大群众喝上符合相应标准的饮用水。监管部门要加强监测和管理，避免劣质水影响群众健康。同时不断创造条件，让居民喝上更有利于健康的水。

四、人人要有节约用水的意识

我们从第 2 章中已经了解到许多江河湖泊及地下水遭到人为污染的严重性。水体污染的直接后果是降低了水环境的质量，破坏了生态平衡，增加了生产、生活用水的制水成本。

50 年前，许多河流的水经过过滤、消毒、煮沸就可饮用，费用主要花在消毒剂及电力上，制水成本很低。这种传统的简单工艺，已经完全不能满足今天饮用水的出水水质要求。为了去除水中污染物，不得不增加混凝、吸附及多次过滤的工序，相应地增加处理设备。目前，条件较好的居民小区已建成直饮水系统，它是以自来水为原水，经过复杂的先进工艺制成优质直饮水。

水资源利用还有一个不容忽视的矛盾：人均水量不断减少，而人均用水量不断增加，因此许多城市便成了缺水城市。

尽管，淡水资源日趋紧张、自来水制水成本不断提高，但是还未引起人们的特别关注，浪费水的现象还相当严重。

建设节约型社会是人类理智的选择。我国政府一贯倡导“反对浪费、厉行节约”。节约既是人类对自身劳动的珍惜，又是经济、社会持续健康发展的必然要求。

我们不仅要节约自然资源，更要节约由自然资源和人们的辛勤劳动转化而来的各种产品。优质饮用水凝结着现代分离技术的许多成果。要大力宣传节约用水的重要性，使每个人形成意识，养成习惯。同时，管理部门还要有一些制度化的措施。

要加强城市污水资源化研究，推广成熟技术。城市绿化用水要尽量利用适当处理后的生活污水，冲厕所采用中水系统。对于浴池、宾馆等用水大户应提高水价以抑制其缺乏管理造成的浪费。

家庭用水的模式应予改进，洗过菜后的水、淘洗衣服的水都可留着冲厕所。如果每户每天节约自来水 10 千克，对于一个百万人口的中等城市（以 4 人一户计）每天将会节约用水 2.5 万吨。

水，永远是生命的源泉！

安全、健康饮用水，得来不容易！

不要浪费凝结无数劳动的每一滴水！

参考文献

[1] 世界卫生组织. 饮用水水质准则. 北京：人民卫生出版社，1986（第二卷）、2004（部分）.

[2] 秦钰慧，等. 饮用水卫生与处理技术. 北京：化学工业出版社，2002.

[3] 王连生，等. 致癌有机物. 北京：中国环境科学出版社，1993.

[4] 何燧源. 环境毒物. 北京：化学工业出版社，2002.

[5] 王琳，等. 优质饮用水净化技术. 北京：科学出版社，2000.

[6] 约瑟华[美]. 饮用水水质对人体健康的影响. 北京：中国环境科学出版社，2003.

[7] 美国环境保护局. 水质评价标准. 1991.

[8] 愈誉福，毛家骏. 环境污染与人体保健. 上海：复旦大学出版社，1985.

[9] 伊慧民. 黄河的警示. 郑州：黄河水利出版社，1999.

[10] 唐非，等. 几种消毒剂对饮水致突变活性的影响. 环境科学，1995，16（6）.

[11] 阮萃才，等. 饮用水的诱变性与肝癌的风险. 广西科学，1996，（3）：1.

[12] 扬嘉韫. 饮用水质量问题. 医药工程设计，1996，（6）.

[13] D. M. Hegstrl. 现代营养学知识. 北京：人民卫生出版社，1983.

[14] 吴晴斋. 微量元素与人体健康. 北京：人民卫生出版社，1989.

[15] Comstock G.W.. Reviews and Commentary：Water hardness and Cardiovascular Diseases. Am.J.Empidemiology，1979，（10）：110.

[16] M.弗克斯. 健康的水. 罗敏，等译. 北京：中国建筑工业出版社，2001.

[17] 刘广发. 现代生命科学概论. 北京：科学出版社，2001.

[18] 于自然，黄熙泰. 现代生物化学. 北京：化学工业出版社，2001.

[19] 金兆丰. 21 世纪的水处理. 北京：化学工业出版社，2003.

[20] 刘斐文，王萍. 现代水处理方法与材料. 北京：中国环境科学出版社，2003.

[21] 孟紫强. 环境毒理学. 北京：中国环境科学出版社，2000.

[22] 孙莉，等. 一起工业废水污染沱江水源水事故的调查. 环境与健康，2005，22（3）.

[23] 国家环保总局. 2004 中国环境状况公报. 环境保护，2005（6）.

[24] 娄天颖. 大型高层建筑的直饮水工程. 中国给水排水，2005，21（5）：5.
[25] 高隆绪，等. 饮用纯净水的制备. 水处理技术，1998，（2）.
[26] 崔玉川. 饮水、微量元素与健康. 净水技术，2005，24（1）.
[27] 何世春. 矿泉水水质研究文集. 郑州：黄河水利出版社，2005.
[28] 孔志明. 健康杀手. 北京：中国环境科学出版社，2005.
[29] 李永存，等. 饮用水健康与饮用水处理技术问答. 北京：中国石化出版社，2004.
[30] 童祯恭. 管网水质二次污染剖析. 华东交通大学学报，2004，21（4）.
[31] 许保玖. 给水处理理论. 北京：中国建筑工业出版社，2000.
[32] 李柏，刘孟兰，汪智伟，樊学刚. 小区纯净水系统的设计. 中国给水排水. 2000，16（5）.
[33] 姜登岭. 营养基质对管网水悬浮菌再生长的影响研究[D]. 北京：清华大学，2004.
[34] 冷艳锋. 住宅小区给水方式优化研究[D]. 重庆：重庆大学，2004.

[35] 赵玉华，张振义，金峤，傅金祥. 饮用水蓄贮过程中二次污染的原因及控制条件. 沈阳建筑工程学院学报，2001，17（3）.
[36] 马颖. 贮存饮用水水质及其影响因素研究. 重庆：重庆大学，2004.
[37] 张克峰，刘金栋，王永磊，李红兰. 二次供水水质污染的现状及防治措施分析. 山东建筑工程学院学报，2005，20（6）.
[38] 北京市卫生防疫站. 二次供水设施卫生规范（GB 17051—1997）. 1997.
[39] 上海现代建筑设计（集团）有限公司. 建筑给水排水设计规范（GB 50015—2003），2003.
[40] 徐水凌，王丽欣，尹秀. 饮水机出水微生物污染状况调查. 浙江预防医学，2004，16（1）.
[41] 王丽花，张晓健. 成都市饮用水中消毒副产物的变化研究. 中国给水排水，2003，19（11）.
[42] 赵雅萍. 载铁（III）配位体交换棉纤维素吸附剂去除饮用水中的砷和氟[D]. 天津：南开大学，2002.
[43] 刘春秀. 改性天然沸石去除饮用水中的砷和氟[D]. 天津：南开大学，2002.

[44] 严煦世，范瑾初. 给水工程. 第4版. 北京：中国建筑工业出版社，1999.
[45] 刘文君，孙文俊. 农村地区饮用水消毒技术的应用. 中国水利，2005，(19).
[46] 李宗明. 农村饮用水安全问题. [2005-10-26] http://www.chinado.cn/.
[47] 翟浩辉. 在全国农村饮水安全工作座谈会上的讲话. [2006-01-04] http://ncsl.mwr.gov.cn/.
[48] 李代鑫. 我国农村饮水安全问题及对策. [2006-04-26] http://www.cnhydro.com.
[49] 邓南圣，吴峰. 环境中的内分泌干扰物. 北京：化学工业出版社，2004.
[50] 孙胜龙. 环境激素与人类未来. 北京：化学工业出版社，2005.
[51] 刘征涛. 环境安全与健康. 北京：化学工业出版社，2005.
[52] 巴特曼[美]. 水是最好的药. 长春：吉林文史出版社，2006.